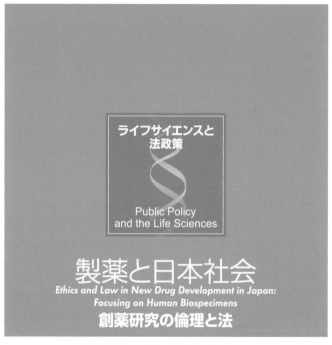

ライフサイエンスと
法政策

Public Policy
and the Life Sciences

製薬と日本社会

Ethics and Law in New Drug Development in Japan:
Focusing on Human Biospecimens

創薬研究の倫理と法

奥田純一郎／深尾　立［共編］

Eds. Junichiro Okuda and Katashi Fukao

Sophia University Press
上智大学出版

医療の発展に果たす創薬の役割

髙 久 史 麿

　深尾立先生から上記の演題で小論文を書くように依頼された。創薬が医学の発展に大きく寄与することは万人の認めるところである。私は現在臨床にまったく関与しておらず、具体的な薬剤名を逐一確認する意欲もないので思いつくままに私自身の経験を含めて概説的な意見を述べさせていただきたい。

　医療の世界での創薬の重要性が広く認識されたのは、私の記憶に間違いがなければ抗生物質の発見である。特に結核に有効なストレプトマイシンは、1943年にラトガース大学のワクスマンの研究グループによって見出され、ワクスマンはストレプトマイシンの他、アクチノマイシンなどの抗生物質の開発によって1952年にノーベル賞を受賞している。また、抗生物質（antibiotics）の名称もワクスマンによってつけられたとのことである。

　周知の如く、ストレプトマイシンが臨床的に広く使われるようになるまでは肺結核は死の病であった。私が記憶している限りでも、正岡子規、石川啄木、森鷗外、竹久夢二などわが国の歴史上著名な方々が肺結核で亡くなっている。

　肺結核と比べるとはるかに歴史は浅いが、人類を脅かした感染症として後天性免疫不全症候群（AIDS）を取り上げたい。AIDSが最初に問題になったのはアメリカで、1980年代の後半になってロック・ハドソン、コリン・ヒギンズなど有名な俳優、映画監督、画家が相次いで原因不明の感染症で死亡し、「死の病」として恐れられた。その後HIVウィルス感染によるT細胞の障害がその原因であることが判明したが、本文でAIDSを取り上げたのは最初の抗HIV薬であるAZTを開発した満屋裕明氏を以前から存じ上げていたからである。満屋氏は熊本大学医学部の卒業生であるが、私は熊本大学の前身である旧制第五高等学校の卒業生であることから、以前から満屋氏に親近感をもっていた。

　満屋氏は1985年にアメリカのNIHに滞在中にAZTを開発された。しかし

アメリカで実験に協力していたバローズ・ウェルカム社が満屋氏に無断で特許を取り、高価な価格で売りに出したことに反発されて、新しい抗AIDS薬の開発に取り組まれ、世界で2番目と3番目のHIV治療薬（ddIとddC）を開発され、これらの薬剤のライセンスを与える時に適切な価格での販売を条件にされたとウィキペディアに記されている。なお、満屋氏は私が以前総長を務めていた国立国際医療研究センターの研究所長の役を担っていただいているが、2年位前、NHKの番組に出られ色々話されたことが鮮明に思い出される。

　現在HIV感染に対する標準的な治療法として抗ウィルス剤併用療法が導入されてからおよそ20年が経っているが、依然として新たに感染するAIDS患者は増加している。

　ただ、私が毎朝目を通しているアメリカのHealth Dayのニュースでは、最近HIVウィルスのT細胞への侵入経路であるCCR5遺伝子に対する抗体が開発され、この抗体の投与により抗HIVウィルス剤の継続投与の必要がなくなったと報告されていた。残念ながらそのニュースの源となる論文は私の不注意のためご紹介できないが、CCR5遺伝子を先天的に欠損している人はHIVに感染しないことが以前から知られているので、抗CCR5抗体の有効性は十分に考えられるであろう。

　最後に慢性関節リウマチ（RA）の薬物療法に対する最近の進歩をご紹介したい。

　私は1972年に自治医科大学が開校した際、内科の血液学と同時にアレルギー膠原病科の教授を併任し、RA患者の外来を担当したが、当時RA患者はもっぱら少量のステロイドや金製剤で治療されており、外来の受診の度に関節の変形がひどくなってくる患者を診て心を痛めていた。

　しかしながら最近のRAに対する治療等の急速な開発によってRAの病状は劇的に変化し、関節の変形はみられなくなった。そのきっかけとなったのはメトトレキサート（MTX）の導入とそれに引き続く抗リウマチ生物製剤の導入である。私の記憶ではTNFαに対するモノクロナル抗体であるインフリキシマブが最初の生物製剤であった。その後もいくつかの生物製剤が開発されているが、その中で大阪大学の岸本忠三教授によって開発された抗ヒト

IL-6レセプターモノクロナル抗体であるトリシマブ（一般名）、アクテムラ（総称名）を日本初の抗リウマチ生物製剤としてこの場で特にご紹介したい。トリシマブは現在大きな話題になっているがんに対する免疫チェックポイント阻害剤の副作用を抑えることが明らかになっている。なお、最近10年間において患者の満足度が最も向上した治療にAIDSと慢性関節リウマチが挙げられている。私はこの２つの疾患に加えてＣ型肝炎に対して有効な経口治療薬を挙げるべきであると考えている。

　他にも創薬の貢献にはワルファリンに取って代わった直接経口抗凝固剤の開発、悪性腫瘍に対する様々な分子標的療法、本庶佑教授のノーベル賞受賞の対象となった免疫チェックポイント阻害剤の開発など枚挙に暇がないが、本文の最後に私が自治医科大学の学長であった2007年に当時自治医科大学の教授であった間野博行氏（現・国立がん研究所長）が報告された一部の肺がん患者にみられるEML4-ALK遺伝子の存在と、この遺伝子異常を有する肺がん患者に対するEML4-ALK阻害剤クリゾニチブの有効性が証明された時の私の感動をご紹介して本文の締めくくりの言葉としたい。

本書の目的
——ヒト由来試料の研究利用

奥　田　純一郎

　本書の目的は、「日本における健全な創薬文化の樹立」を目指した倫理規範・法的規制がどうあるべきかを考えるための素材の提供である。本書所収の各論考はそれ自体、HAB研究機構が主催した研究会参加者のこの目的に向けた取り組みの成果であると同時に、読者に更なる考察を呼びかける素材となっている。本書の母体になった研究会については深尾先生の解題や鈴木先生の各章序文・あとがきが詳しいのでそちらを参照されたいが、ここでは一参加者としての私の感想（あるいは独断と偏見）を述べる。

　高久先生の解題にもある通り、画期的な新薬が医療の質の向上に果たした役割は計り知れない。その反面、新薬は高額になりがちであり、その恩恵を多くの人にもたらす上での障壁となる。特に日本では医療費に関して国民皆保険制度を実現しており、高額な新薬は財政問題に直結する。また近年の遺伝子標的薬やオーダーメイド医療の進展は、ヒト細胞・組織（試料）を用いた創薬研究を必要とする。特に上記皆保険制度の下で国家が国民の医療需要に対応する責務を負う日本では、日本人に有意に多く見られる疾患には日本人が提供したヒト試料を用いた研究が不可避である。こうした事情に鑑みると、質が高く安価な医薬品を大量に提供するための研究には、日本におけるバイオバンクの発展が不可欠である。そうした研究は、当然ながら「二位じゃダメ」であるし、日本人に有意に多く見られる疾患の研究のためのバイオバンクについては日本以外に担い手を見出しにくい。

　その反面、創薬研究への障壁となるものは多々存在する。その一部は世界中どこでも共通の課題であるが、日本に固有のものもある。被験者保護やインフォームド・コンセントの重要性および研究において公正さ・人間の尊厳を重視すべきことを説く、生命倫理・研究倫理上の制約は、洋の東西を問わない普遍的な要請と言える。この要請は、ヒト個体そのものを対象（被験者）

とする研究と同様、個体から離れたヒト試料を用いる研究でも妥当する。確かにこうした要請は、一見研究に制約を課す障碍と映る。しかし研究が人権・人間の尊厳を守り人類の福祉に貢献するものであり続けるためには必要な要請と言える。

　一方で日本固有の、合理性を疑問視されうる制約もある。その中には、上記生命倫理・研究倫理上の要請を独自に解釈し（熟議の上で法的ルールに結実させることもなく、根拠が曖昧なまま）「羹に懲りて膾を吹く」式の過剰な制約を課しているものもある。より一層深刻なのは、薬害や研究不正により生じた、国民の創薬研究そのものに対する不信感に根差した「障碍」である。確かに薬害や研究不正の中には、製薬会社の利潤追求や研究者の功名心から生じたものもあるし、この経験から創薬研究自体に懸念を抱くのは無理からぬ点もある。しかし、こうした「障碍」が創薬に対する共通理解（創薬文化）の中に固定化されることは、研究の進展を阻害し、有効な薬を生み出すことを妨げる結果となる。それは国民自身にとって不利益である。勿論、製薬会社・研究者が不信感を払拭するに足る研究を積み重ね、信頼の回復のための努力を怠らないことは大切である。それに加えて国民も闇雲に不信感を抱くのではなく適切な評価をできるようにすること、すなわち「健全な創薬文化」を日本において樹立することが重要である。

　過去2期の研究会でもこうした問題意識は参加者に共有されていた。そして3期目となった今期の研究会では、製薬会社関係者と、薬害訴訟で原告弁護団を組織した弁護士が共に参加したことを特筆すべきであろう。かつて敵対した人々が、その過去を振り返り対立を乗り越えて、日本における健全な創薬文化を樹立するという共通の目的を志向し同席したことは、新たな歴史の始まりとも言えよう。ただ、この営みは端緒についたばかりであり、今期研究会でもこの目的が十全に達成されたとは言い難い。その意味では本書の諸論稿は、日本における健全な創薬文化樹立に向けた中間報告・一里塚である。と同時に、読者にこの目的に向けて読者が思考し熟議する際の手掛かりを与えるものである。その意味で本書は、読者に向けて発する「日本における健全な創薬文化」樹立のためのフォーラムへの招待状である。

製薬と日本社会・創薬研究の倫理と法

深 尾 　 立

　古来薬物は人類を疾病から救ってきたが、経験と伝承の時代の薬物から近代は試験管内実験、動物実験を経て臨床という手順を踏んできた。さらに現代は薬効と安全性がより高い薬剤を臨床に供するために動物実験と共にヒト組織を使った検討が推奨され、さらに遺伝子レベルの検討もされるようになっている。新薬を開発できる国は数カ国に過ぎず、アジアでは日本だけである。しかし画期的な薬効を持ち、年商10億ドルを超える医薬品のうち日本企業の製品はごく少なく、近年の革新的新薬である生物学的薬剤開発では日本は大きく遅れをとっているといわれる。そのため日本の医薬品は輸入超過であり、国策として画期的新薬が生まれるような施策がとられるようになった。

　しかし、わが国では創薬研究に必要なヒト組織の供給体制は極めて貧弱である。国立基盤健康・栄養研究所ヒト組織バンクをはじめいくつかのヒトバイオバンクが作られているが、創薬のための組織提供実績は乏しく、1996年からHAB研究機構が行っている米国NDRI（National Disease Research Interchange）から提供される米国人の主に臓器移植ドナーの組織の供給が主なものであろう。創薬の芽出しは、欧米にあっても製薬企業ではなく大学や小さなベンチャー企業であるとされる。日本の製薬大企業も独自開発から撤退しつつあるが、ヒト組織を使う研究は欧米に研究所を設けて行っている。革新的新薬の創出を期待されている日本の大学やベンチャー企業はヒト組織を入手できず、その力を発揮できない。またいつまでも他国の好意にすがっての日本の新薬開発であってはならない。

　HAB研究機構は設立当初から研究のための日本人の組織提供を願う活動も続けてきた。上智大学法学部町野朔教授は文部科学省委託研究「倫理的・法的観点からみたバイオバンク事業の推進に向けた課題に関する調査研究」（町野朔班）の成果として2009年に「ヒト由来試料の研究利用」を刊行された。HAB研究機構では町野班の後を受けて町野教授を会長とする「移植用

臓器提供の際の研究用組織の提供・分配システムの構想に関する準備委員会
（第一次人組織委員会）」を設置し、2009年に「バイオバンク構想の法的・
倫理的検討」を刊行した。続いて2010年脳死ドナーを認める改正「臓器の移
植に関する法律」に沿った、「移植ドナーからの研究用組織提供の在り方」
を町野教授会長の「第二次人試料委員会」において検討し、「バイオバンク
の展開―人間の尊厳と医科学研究―」を2016年に刊行した。

　今回HAB研究機構は日本の創薬活動のあり方を検討する「第三次人試料
委員会」を町野教授に組織していただき、わが国が優れた新薬を生み出すた
めのヒト組織研究利用を含む多くの課題について2年にわたり検討した内容
を書籍として刊行していただくことになった。

　本書に記されているように、新薬がその萌芽から市販されるまで成長し、
さらに臨床的に評価が定着するには、多種多様な職種の人々の莫大な努力と
費用および年月を要する。また倫理性と安全性を担保するために慎重な配慮
や多くの規制を乗り越えなければならない。本書は創薬から市販までに関わ
る多くの方々、特に創薬の経験の浅いベンチャー企業の方々にとっては必携
の書となるものと確信している。座長の町野朔先生はじめ各委員の先生方に
はご多忙にもかかわらず熱心に討議され、執筆してくださいましたことに厚
く御礼申し上げます。

目　次

V 製薬企業と日本社会

補遺

＊本稿は「V　製薬企業と日本社会」の中に掲載することを予定していたが、編集過程の諸般の事情により、やむを得ずこのような形での掲載となった。読者および本書に関わった各位には、お詫びを申し上げるとともにご諒解をお願いする。

製薬と日本社会

2020年 3 月10日

執筆者氏名・所属 （五十音順、敬称略、肩書きは委員会開始時のもの）

池 田 敏 彦　（医薬品開発支援機構 前代表理事）

磯 部　　哲　（慶應義塾大学大学院法務研究科 教授）

井 上 悠 輔　（東京大学医科学研究所 准教授）

大 寺 正 史　（田辺総合法律事務所 パートナー弁護士）

奥 田 純一郎　（上智大学法学部法律学科 教授）

加 藤 祐 一　（内閣府 参事官）

北 澤 京 子　（京都薬科大学 客員教授）

栗 原　　厚　（第一三共株式会社薬物動態研究所）

黒 川 達 夫　（日本OTC医薬品協会 理事長）

畔 柳 達 雄　（兼子・岩松法律事務所 弁護士）

近 藤 達 也　（医薬品医療機器総合機構 理事長）

酒 井 康 行　（東京大学大学院工学系研究科化学システム工学専攻 教授）

佐 藤 雄一郎　（東京学芸大学教育学部 准教授）

鈴 木 利 廣　（すずかけ法律事務所 弁護士）

隅 藏 康 一　（政策研究大学院大学 教授）

髙 久 史 磨　（地域医療振興協会 会長・東京大学 名誉教授）

高 戸　　毅　（JR東京総合病院 院長・東京大学 名誉教授）

田 中 德 雄　（日本製薬工業協会 常務理事）

手 嶋　　豊　（神戸大学大学院法学研究科 教授）

寺 岡　　慧　（HAB研究機構 副理事長・東京女子医科大学 名誉教授）

中 山 茂 樹　（京都産業大学法学部 教授）

成 川　　衛　（北里大学大学院薬学研究科 教授）

野 崎 亜紀子　（京都薬科大学 教授）

菱 山　　豊　（日本医療研究開発機構 理事）

檜 杖 昌 則　（ファイザー株式会社）

平 山 佳 伸　（立命館大学薬学部 教授）

深 尾　　立　（HAB研究機構 理事長・筑波大学 名誉教授）

更 田 義 彦　（更田・河野法律事務所 弁護士）

堀 井 郁 夫　（ファイザー株式会社）

町 野　　朔　（上智大学 名誉教授）

峯 岸 直 子　（東北メディカル・メガバンク機構 教授）

三 和　　護　（日経メディカル 編集委員）

森 谷 和 馬　（ゆりの木法律事務所 弁護士）

吉 松 賢太郎　（エーザイ株式会社）

吉 峯 耕 平　（田辺総合法律事務所 弁護士）

米 村 滋 人　（東京大学大学院法学政治学研究科 教授）

Bill Leinweber　（National Disease Research Interchange President & CEO）

事　務　局　鈴木　聡（HAB研究機構）

I 製薬産業の社会的意義、
創薬研究の推進と規制

創薬研究の結果を国民に届けることは、研究者と製薬企業の責務である。本章では、その基礎となる研究の自由の淵源と日本の創薬研究を取り巻く国際的・国内的状況を見ることにする。

研究の自由と憲法

中　山　茂　樹

1　憲法上の学問の自由

　日本国憲法第23条は、「学問の自由は、これを保障する。」と規定する。学問の自由には、すべての人が生まれながらに有する「人権」としての面とともに、大学（高等教育研究機関）に属する研究者に認められる特別の権利としての面があるとされる[*1]。憲法は思想の自由や表現の自由も保障するから、それらとは異なる学問の自由の保障の特別の意味は、社会から託されて「真理」を探究する研究者らの集団的な学問的活動のプロセスを、民主的な公権力に対し自律的なものとして確保するところに求められよう。

　一般に、学問の自由の内容は、大学の自治の保障のほか、①研究の自由（研究活動の自由）、②研究成果発表の自由および③教授の自由に分析されるが、これらは、それぞれ①個々の研究者（ら）の知識創出・獲得活動の自由、②研究者相互の知識・意見の伝達・交換（批判・検証）の自由、③次世代の研究者への情報伝達（研究者の再生産）の自由という形で、学問コミュニティにおける情報の獲得・交換過程に対応する。

2　集団的な学問的プロセスの自律性

　このような集団的な自律性には個人の人権の保障と緊張関係があるが、な

[*1]　最高裁昭和38年5月22日大法廷判決（ポポロ事件）は、憲法第23条が「学問の自由はこれを保障すると規定したのは、一面において、広くすべての国民に対してそれらの自由を保障するとともに、他面において、大学が学術の中心として深く真理を探究することを本質とすることにかんがみて、特に大学におけるそれらの自由を保障することを趣旨としたものである」と述べる（最高裁判所刑事判例集17巻4号370頁、371頁）。なお、近時は、大学という組織のほか、学会その他の専門家集団の役割も議論の対象とされる。

ぜこのようなものが保障されるのかといえば、民主的政治過程による公権的決定とは別のものとして「真理」の探究プロセスがあるとされるからであろう。専門家らによる学問という知識生産の方法が、社会において（さしあたり）共通の信頼しうる情報の源となるがゆえに、憲法は諸個人が共生しうる統治のしくみを定めるに当たってこの活動に特別の地位を認めていると考えられる。この情報＝知識は、可謬的な仮説的・暫定的なものであり、研究者らによる集団的な批判・検証にさらされ、研究者の間の見解の対立もありうる。このような集団的な批判・検証のプロセスを経る学問的活動は、ただちに社会に役立つものばかりではなく、何の役に立つのかわからないようなものも含めて、社会の通念や短期的な有用性に必ずしもとらわれず、独自の発想・価値観を有する個々の研究者らが自発的に知識を創出・獲得する研究活動が、集団的に蓄積していくものである。

　憲法は、そのような社会の通念や有用性の基準に挑戦する性格を有する学問的活動が、政治的・経済的・倫理的その他の圧力を受けやすいことから、その自由をとくに保護することで、学問が国民の福利ないし社会の豊かさに資することを期待するものと考えられる。民主的政治過程とは別に、専門家らがそれぞれに「真理」を探究してそれが集団的に蓄積する公的回路を設けておくことが公共の利益になるという憲法的判断があるともいえよう。

3　研究の自由（研究活動の自由）

　学問の自由に含まれる研究の自由は、学問的な思考のほか、資料収集や実験等の研究活動を行う自由である。情報を創出・獲得する活動の自由としての性格を有し、精神的自由の一種といえるが、情報の自由の一般法理としての表現の自由（憲法第21条）と対比してみると、前記の集団的自律性のほか次のような特徴があるといえよう。

　まず、情報の創出・獲得（「知る」こと）自体の自由が本来的に保護される。すなわち、研究の自由は、情報伝達の前段階ないし後段階として、成果発表の自由を中核とした派生的な保護にとどまるものではない（表現の自由から派生する「取材の自由」と類比できる）。

　また、無形の情報を創出・獲得する方法としての有形の行為の自由をも保護し、「真理」探究に向けた活動について、研究者の内心の思考・見解だけでなく物理的作用を他者に及ぼしうる外的行為をも不可分のものとして自由を保障する。これは、研究活動において、方法が決定的に重要であり、研究が得ようとする情報内容と情報獲得手段としての研究方法が、一般に不可分だからである（一般的な表現の自由論においては、情報内容と情報伝達方法は区分できると考えられており、それを前提に、いわゆる表現内容規制／内容中立規制二分論が通説となっている）。かつては研究の自由は内面的な精神活動の自由として解される傾向もあったが、今日では、研究活動に外的な物理的行為が含まれることが認められている[*2]。

　有形の行為の自由は、他者の権利自由と衝突するとき、規制されざるをえない。研究の自由を規制する立法の合憲性について憲法学の議論はあまり発達していないが、表現の自由との異同を踏まえて規制の合理性を考える必要がある[*3]。

4　創薬研究と研究の自由の保護

　憲法上、自由権に対する国家の規制の合憲性は、①憲法上の権利はいかなる範囲で保護されるか、②国家は憲法上保護された権利を制限しているか、③国家による当該権利制限は正当化されるか、という議論枠組みで検討される。まず、①保護範囲について。

　創薬研究は、「真理」の探究に向けた非営利的活動である限り、憲法上の学問の自由によって保護されると解される。何が「学問」といえる活動であるのかは、基本的に当該の学問コミュニティによって判断される面が大きい。

＊2　伊藤正己『憲法』（弘文堂、第3版、1995）285頁、神里彩子「科学研究規制をめぐる『学問の自由』の現代的意義と課題」社会技術研究論文集7号211頁（2010）は、これを積極的に捉える。

＊3　筆者は、研究活動から生じる効果（他者への害悪等）を、情報的無形的効果と物理的有形的効果に区分して、表現の自由論とは異なる〈内容規制〉と〈態様規制〉の区分を提案したことがある。中山茂樹「臨床研究と学問の自由」曽我部真裕・赤坂幸一編『大石眞先生還暦記念　憲法改革の理念と展開［下巻］』（信山社、2012）235頁、246頁。

　創薬研究には、人の身体を手段として用いる（または人の身体に侵襲を加える）臨床研究*⁴も含まれるが、そのような研究活動も憲法上の研究の自由によって保護される。明白な他者危害は憲法上の権利保護の範囲に含まれず、本人の同意もなく身体を傷害する行為までは保護されないと解されるが、そのように評価される臨床研究は例外的であろう。

　また、営利的活動は、学問の自由の保護範囲に含まれないと解される。営利が支配する開発活動は、学問の自由によって保護されず、職業の自由の問題である。他方で、製薬企業等の営利企業に依頼された活動であっても、営利の支配と独立して学問上の知識を創出する活動であれば、学問の自由の保護を受ける。

5　研究の自由の規制とその合憲性

　次に、②制限と③正当化について。憲法上、自由権に対する制限は、議会が定める法律（または条例）に基づき、規制目的が正当なものであり、その目的との関係で必要かつ合理的な規制手段でなければならない。

　創薬研究が研究の自由により保護されるとしても、研究活動の有形的側面にのみ着目して他者危害を防止する目的の規制は、必要かつ合理的なものである限り正当化され、憲法上許容されうる。たとえば、毒薬・劇薬の取扱いに関する規制は、そのような例といえよう。

　これに対し、研究活動により得られうる情報の内容に着目した研究活動の「規制」は、原則として、国家が行うのでなく学問コミュニティの自律的規律に委ねることが、憲法上の学問の自由の要請である。ただし、やむにやまれぬ公共の利益を目的とする必要不可欠な規制であれば、例外的に国家が行うことも許される。

　臨床研究に対するいわゆる研究倫理審査は、研究の科学的・社会的意義と被験者へのリスクの衡量を含むから、研究の情報的価値にも着目した審査である。したがって、学問コミュニティの自律的規律に委ねられることが原則

---

*4　本稿では、臨床研究法の定義によらず、一般的な意味で語を用いる。

であるが、法律による研究倫理審査の義務づけも、被験者の生命・身体や自律性等の保護のために必要不可欠な規制として合憲でありうる。もっとも、民主的行政機関（大臣など）が個別の研究の情報的価値の評価を行い事前審査することは、研究の自由の本質を害するおそれが強く、倫理審査は学問的自律性に適合した手続・組織をもって行う必要がある。そのような特別の組織が、いわゆる倫理審査委員会であると考えられる。

6　学問コミュニティの自律と責任

　憲法は、学問コミュニティの自律性を保障し、国家による干渉を原則的に排除するが、これは社会から「真理」探究のための専門的活動を託された学問コミュニティが、自ら社会と対話してその研究活動の正当性を確保し説明する責任を負っていることを意味している。学問コミュニティ自らが何が「まともな研究」であるかを判断し、研究のインテグリティを自律的に確保することで、学問は社会からの信頼を得ることができる。よりよい研究を目指して他者と対話して自ら考える自律的責任を放棄し、「お上」から与えられるルールを守っていればよい、倫理のことは倫理の専門家に任せた、という態度が学問コミュニティに広まることがあるとすれば、学問の自由にとって脅威である。

【参考文献】
・高柳信一『学問の自由』（岩波書店、1983年）
・山本隆司「学問と法」城山英明・西川洋一編『法の再構築Ⅲ・科学技術の発展と法』（東京大学出版会、2007年）143頁
・長谷部恭男「§23【学問の自由】」長谷部恭男編『注釈日本国憲法（2）』（有斐閣、2017年）480頁
・松田浩「第23条〔学問の自由〕」芹沢斉ほか編『新基本法コンメンタール憲法』（日本評論社、2011年）205頁
・山本龍彦「『統治論』としての遺伝子プライバシー論─専門職集団による規範定立と司法審査（覚書）」慶應法学18号45頁（2011年）
・米村滋人編『生命科学と法の近未来』（信山社、2018年）
・日本法哲学会編『法哲学年報2017生命医学研究と法』（有斐閣、2018年）

・田代志門『研究倫理とは何か』（勁草書房、2011年）
　ほか、中山茂樹「憲法問題としての研究倫理─学問の自律性と公共性」毛利透ほか編
　『初宿正典先生古稀祝賀　比較憲法学の現状と展望』（成文堂、2018年）699頁で参照
　した文献

わが国の創薬研究の規制：歴史・現実・展望

成　川　　衛

　わが国における医薬品に関する規制の歴史は、明治7年の医制および明治22年の薬律に遡る。その後、売薬法（大正3年）および薬剤師法（大正14年）を合わせて昭和18年に薬事法が制定された。この薬事法は、戦後間もない昭和23年に全面改正されている。

　現在の医薬品医療機器等法（正式名は「医薬品、医療機器等の品質、有効性及び安全性の確保等に関する法律」）が形作られたのは、昭和35年に全面的に改正された薬事法においてである。皮肉にも同法が施行に移された昭和36年にサリドマイド事件が発生し、これを機に医薬品の安全性の確保が最重要課題として認識され、昭和42年に示された「医薬品の製造承認等に関する基本方針」（表1）により医薬品承認審査の厳格化および安全対策の強化が図られることになった。

表1　「医薬品の製造承認等に関する基本方針」（昭和42年9月：厚生省薬務局長通知）の主な内容

ア　医薬品を医療用医薬品とその他の医薬品とに明確に区分することとしたこと。
イ　医療用医薬品については一般向けの広告を行わないこととしたこと。
ウ　医療用医薬品は原則として薬価基準に収載するとともに、医療機関が現実に使用することができるように薬価基準収載後3月以内にその供給を始め、かつ継続して1年以上供給しなければならないこととしたこと。
エ　医薬品、特に新医薬品の承認審査にあたっては種々の資料が必要とされるが、従来においては個々の場合によって要求される資料の範囲が区々に分かれ、統一性を欠いていたため、承認審査に必要にして十分と思われる資料の範囲を明確にするとともに、提出される資料は国内の専門の学会に発表される等比較的信頼度の高いものであることを要するものとして、医薬品の審査方針の統一性と厳格化を図ったこと。
オ　新医薬品についてはその副作用あるいは毒性が特に問題になり、その安全対策の万全を期するためには承認、許可後もこれによる副作用等の追跡調査を行う必要があり、このため製造承認を受けたものに2年間当該医薬品による副作用に関する情報の収集、報告を義務づけるとともに、当該医薬品と同種同効のものについて他の企業から承認の申請のあった場合は、一定期間の保留又は必要な資料を要求することにより、先発企業を保護し、製薬企業における新製品開発の努力の促進を図ったこと。

　この薬事法は、その後も数次の改正を経て現在に至っている。これまでの改正の中から特に重要なものをいくつか挙げてみる。

⑴　昭和54年の改正では、従来より行政指導の形で行われていた各種施策の再検討が行われ、上述の医薬品の製造承認等に関する基本方針の他、医薬品の再評価、副作用報告制度、GMP（医薬品の製造管理・品質管理）等が法制化された。併せて、治験計画の届出や治験を依頼する際の遵守基準など、承認申請のために実施される臨床試験（治験）に関する規定も整備された。また、この改正に合わせて、スモン等の薬害訴訟問題を教訓として医薬品副作用被害救済基金法（現在の独立行政法人医薬品医療機器総合機構法）が制定されている。

⑵　平成５年の改正では、高齢化に伴う医療ニーズの変化、国民の健康意識の向上、国際化の進展などを背景として、より積極的な医薬品等の研究開発の支援、審査事務の迅速化が焦点とされた。そして、法律の目的に「医療上必要性の高い医薬品等の研究開発の促進」という柱が追加され、希少疾病用医薬品等の指定、優先審査といった制度が設けられた。また、審査事務の医薬品副作用被害救済・研究振興調査機構への一部委託が行われた。

⑶　平成25年の改正では、従来の医薬品や医療機器とは別に「再生医療等製品」が新たに定義され、再生医療等製品について、その特性を踏まえて、安全性を確保しつつ迅速な実用化が図られるよう条件・期限付き承認制度が設けられた。また、長年慣れ親しまれてきた「薬事法」の名称が「医薬品、医療機器等の品質、有効性及び安全性の確保等に関する法律」に改正された。

　薬事法（医薬品医療機器等法）は、未承認薬（偽薬や低品質医薬品を含む）による健康被害から国民を守るために、その流通（製造販売）を禁止することを一義的な目的とする法律であり、それは現在も変わるものではない。未承認薬の流通の禁止を解くため、すなわち同法に基づく医薬品の製造販売承認を得るために用いられる承認申請資料を収集・作成する際のルールを示すという側面において、創薬研究のための活動を規制していると解釈できる。広義の創薬研究に影響を及ぼし得る規制は他にもあるが、創薬の最終的なゴールが新規医薬品の市場への提供にあると考えると、規制としての影響力

において薬事法に勝るものはない。

　以上のように、新規医薬品の研究開発に関するわが国の規制である薬事法は、その時々の社会の要請を踏まえつつ、時に差し迫った目前の課題に対応するために、時にわが国における創薬研究の中長期的な課題に対応するために、不断の見直しがなされてきたことが見てとれる。今後、医薬品の研究開発、そして流通は、ますます国際化が進むであろう。また、近年のバイオテクノロジーを利用した医薬品や再生医療等製品の研究開発の活性化に見られるように、情報技術や分子生物学等の進展とも相俟って、医薬品の研究開発の手法そのものや、結果として生み出される医薬品にも大きな変化が生じてくることは間違いない。医薬品にまつわる健康被害から国民を守るという原則を守りながら、新たな技術や発想に基づく創薬研究を適切に促進するという方向に規制を導いていくことが重要である。

国際的規制と日本の創薬研究

黒　川　達　夫

　医薬品、特に新薬は、コンピューターのCPUやOSなどと同じく、優れたものが開発されれば世界から求められる代表的なハイテク国際工業製品である。また一つの医薬品は、周辺化合物やデータ、製法等が特許をはじめとする知的財産権に幾重にも守られた知的産物の集合体であり、その開発には高度な教育訓練を受けた研究者や技術者、臨床試験を支える技術・倫理両面における高水準の医療などが国レベルでしっかり根づいている必要がある。また進取の気性に富む投資家の存在や、科学的な規制システムを運営し、規制やガイドラインを査察等実力をもってエンフォースできる規制当局も欠くことのできないプレーヤーとなる。創薬は、いわば国家的な体制と将来戦略を基盤とするシステムであり、社会体制そのものが関わる領域になっていることがわかる。

　製品としての医薬品に求められる性質や特性は、国や地域で大きく変わるものではない。例えば医療機関や家庭で必要なときに必要な量を安定に、またアフォーダブルでアクセシブルな形で供給されること、などである。これらはGMPであり、カウンターフェイト対策であり、各種の医療保険システムであり、さらには流通体制である。したがって医薬品が国際商品である以上、品質管理、製造、これらに関わる規制も自ずから国際的で共通性の高いものとなる。

　創薬の場面に限って考えると、例えば医薬品製剤としての安定性は承認申請時の安定性データと製造時のGMPで支えられ、生命に対する基本的な作用は動物を用いた試験すなわちGLPの適用などで支えられる。医療の場での有効性や患者使用における安全性は、GCPがデータの信頼性と倫理的正当性を支え、さらに市販後はGPSPがこれを担っている。したがってこれらは当初から国際的な場で通用するような水準と信頼性で用意されなければならない。このための国際的なルールの整備は、もう少しで30年を迎えようとして

いるICHの仕組みが担っており、機能している。また各国の承認申請のための科学的データリクワイヤメントも、このICHでの議論や合意をベースに、30年以上をかけて国際的な利活用を前提としたものに改善され続けている。

医薬品としての品質面をみると、歴史的に品質確保に貢献してきたものは各国の薬局方であり、USP、BP、EPやJPである。試験法や試験条件（温湿度などを含む）などが規定されるが、例えば熱帯地域を含む国と温帯だけの国では求められる温度湿度条件が違ってくることなど自明であり、国際性を持たせることは容易なことではない。

GCPは臨床試験の実施に関する基準であるが、データの信頼性確保の役割と、被験者の人権保護の役割とがある。信頼性確保を議論するためには直ちに臨床試験プロトコルの内容や評価項目などの適否が浮かび上がり、国際的に利用してもらうには評価者の主観的な評価項目に頼るプロトコルではなかなか困難なことがわかる。特にわが国では、臨床研究や臨床試験の歴史が浅く、また被験者の人権保護の重要性に目が向けられ始めてからほんの四半世紀を過ぎたばかりの状況である。すなわちICHの歴史とほぼ重なり、ICHの進展に促されて発展してきた半分借りものの側面がある。未だに被験者の人権軽視の臨床研究などが散見されることなどから考えても、本質的な定着にはこれからも相当な時間を要するものと思われる。

今後の創薬を見ると、これまで同様従来治療困難だった疾病に対する新薬開発が切り口となり、その後適応を拡げるような展開が見込まれる。また従来は知的財産権が追随する新薬の難易を左右してきたが、加えてその新薬が採用した臨床試験を含む開発アプローチそのものが国際標準となり、これが一種の障壁となる可能性も考えられる。すなわち開発者によっては、独自の試験法や相当な資源を要する臨床試験法などを取り入れ、上市にこぎ着けた後、これらの開発手法や試験法を国際的なデファクト・スタンダードとしてICHなどで固定化するような戦略を進めることが可能である。これは競争者にとって大きな脅威であり、またジェネリック開発にも影響を与えるものと思われる。今後、創薬をめぐる国際的な競争は一層厳しいものになると考える。

再生医療とそれを取り巻く法律

高　戸　　　毅

　1993年に細胞、成長因子、足場素材の組み合わせにより組織形成を誘導する再生医療が脚光を浴びた。その後、ES細胞やiPS細胞の樹立など、再生医療に関わる細胞学的研究は目覚ましい展開を遂げた。さらには、平成26年より再生医療新法、改正薬事法などが施行され、再生医療を取り巻く環境が確実に整備されつつある。しかし、再生医療の臨床における普及には多くの課題が残されている[*1]。

1　再生医療と既存治療

　再生医療と既存治療の位置づけを概説する（図1）。細胞や組織を用いる治療には、自己の細胞や組織を用いる治療（自家移植）、および他人の細胞や組織を用いるもの（同種移植）がある。近年では、自家細胞を用いる治療として、免疫細胞療法なども注目されている。これは、免疫細胞を患者の血液から採取し、培養により機能を高めたり増殖させたりしたうえで再度体内に戻し、がん治療などに役立てる治療法である。

　一方、他人の細胞や組織を用いた治療としては、従来から、臓器移植や骨髄移植、輸血などが行われてきた。これらの治療では、血液型や免疫適合性など患者の体質に適する組織が求められるという点で、自家移植にはない要件が求められる。また、iPS細胞由来製品等を用いた治療は、細胞・組織のレベルで複雑で多段階にわたる加工が行われるため、製品の品質や安全性について、より綿密な検討、評価が必要とされる。

＊1　「再生医療〜創る、行う、支える〜」第1版（一般社団法人再生医療学会、2019年）
　　p. 12〜17

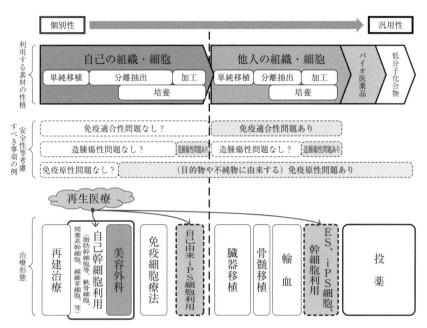

図1　再生医療の位置づけ
（経済産業省　再生医療の実用化・産業化に関する報告書（平成25年2月）より転載）

2　再生医療とそれを取り巻く法律

　再生医療は概して個別性の高い医療であり、治療効果、安全性、費用、既存治療に比較した優位性など、新たな治療法として普及するには、未だ取り組むべき課題も多い。わが国では、平成26年11月に「医薬品、医療機器等の品質、有効性及び安全性の確保等に関する法律」と併せて、「再生医療等の安全性の確保等に関する法律」が施行され、再生医療の製品化が迅速に安全に進められるような法整備が進められている。

　一方、現在では、体性幹細胞、ES細胞そしてiPS細胞など幹細胞研究の世界的進歩とともに、正常細胞あるいは幹細胞移植によって治療する細胞療法の研究が進み、数多くの臨床研究や治験が行われている。また、各種の癌免疫療法や細胞を含まない培養液の上澄み液を用いた療法なども自由診療等に

おいて行われている。培養液を用いた治療は不妊治療などにおいても行われ、PRP（自己多血小板血漿）を用いた臨床研究も進められている。PRP療法自体は、美容外科における若返り治療、あるいは歯科治療や整形外科領域において広く用いられている。さらに、世界中の研究機関で疾患特異的iPS細胞が樹立され、新規治療法の開発、新規薬剤の有効性・毒性の検定などに応用されつつある。将来的には、患者iPS細胞は異常遺伝子を修復した遺伝子治療にも繋がることが期待されている。

3　将来期待される同種（他家）移植

　再生医療の事業化において期待されているのが同種細胞移植である。自家細胞移植を前提にした再生医療の臨床導入例が蓄積しつつある現在、経済効率を率直に評価し、改めて同種細胞移植の導入を積極的に検討する必要があるとの意見が出ている。同種細胞移植については、厚生労働省からいくつかのガイドラインが通知されているが、細胞・組織提供者の適格要件が明確でなく、十分量の組織・細胞が集められない可能性があり、かつ、手術における摘出組織を利用するルールなども定まっていないのが現状である。こうした同種細胞の利用に関しては、規制は特にないとの見解もあるが、実際は、議論の場にすら上がっていないのが現状で、企業が同種細胞を医療製品として臨床の場に供給できる環境にはない。同種細胞を活用する場合、外国からの輸入に頼らざるを得ない状況であれば、将来、こうした輸入が困難になった状況等も考えておかなくてはならない。わが国において供給される同種細胞移植を早期に可能にすることが喫緊の課題と思われる。

　健常で、高い特性を有する細胞を十分量集めるためには、場合によっては経済的なインセンティブを提供者に与えることも必要かもしれない。細胞・組織提供者の適格要件や受益について真剣に検討し、意見を集約していく必要がある。また、これらの細胞を用いて企業が製品を販売する場合、臓器の売買に該当しないか、提供者の経済的な権利はどうなるのか、などといった論点がまだ整理されていない。法的に具体的な規制があるわけではないが、枠組みがないゆえに、実施への課題が明確にならず、それに対し企業側もリ

スクを高く見積もらざるを得ず、積極的な投資を躊躇せざるを得ないのが現
状である。倫理的あるいは宗教的な課題から経済的な側面までを含めて総合
的に議論し、同種細胞移植に関する枠組みやガイドラインを検討し、提言し
ていく必要があると考える。

エイズ薬と知的財産
——医薬品アクセスをめぐって

隅　藏　康　一

1　医薬品アクセスと特許権

　医薬品の研究開発には長年にわたる巨額の研究開発投資が必要であるが、医薬品開発の成功確率は低い。そのため、研究開発投資を回収するためには、医薬品の製造を行う国や市場が見込まれる国で特許権（以下、「特許」と書く場合も同じ意味である。）を取得し、他者のただ乗りを許容せずに市場を独占することが求められる。特許権は、特許法に基づいて発明に対して与えられる権利であり、知的な活動によって生み出される財産に対する権利、すなわち知的財産権の一つである。特許権はその出願から20年間有効である。特許権の保有者は、特許権が有効な期間中は、その対象となる発明を独占し、他者の使用を排除することができる。特許権が獲得できるという期待があるからこそ、企業は研究開発投資を行うことができるのである。

　発展途上国においてHIV感染が蔓延し、エイズ薬の普及が必要であるにもかかわらず、購買力に比べてエイズ薬の価格が高すぎるため、多くの患者が薬にアクセスできないという状況が生じた。前述のように特許権はその対象となる発明について競合者を排除することができるため、一般的に特許権の存在は製品の価格を上昇させる。薬の価格を決定する要因は複数あり、必ずしも特許権の存在のみによってエイズ薬の価格が上昇しているわけではないものの、発展途上国や市民団体は特許権こそがエイズ薬の価格を高騰させアクセスを妨げていると主張し、次に述べるTRIPS協定（知的財産権の貿易に関連する側面についての協定）の修正が議論されることとなった[1]。

＊1　山根裕子『知的財産権のグローバル化—医薬品アクセスとTRIPS協定』（岩波書店、2008年）p. 134-136.

2 TRIPS協定

TRIPS協定は、世界貿易機関（WTO）の加盟国が守るべき最低限の知的財産権の保護水準を定めたものであり、1995年に発効となった。

TRIPS協定第30条は、「加盟国は、第三者の正当な利益を考慮し、特許により与えられる排他的権利について限定的な例外を定めることができる。ただし、特許の通常の実施を不当に妨げず、かつ、特許権者の正当な利益を不当に害さないことを条件とする。」として、特許権の例外を定めうると規定した。それに続くTRIPS協定第31条は、前条で認めた特許権の例外以外に、権利者の許諾を得ずに特許権を使用することができる条件を定めたものであり、そのような特許権の使用を「他の使用」と呼んでいる。第31条の(b)には、「他の使用は、他の使用に先立ち、使用者となろうとする者が合理的な商業上の条件の下で特許権者から許諾を得る努力を行って、合理的な期間内にその努力が成功しなかった場合に限り、認めることができる。加盟国は、国家緊急事態その他の極度の緊急事態の場合又は公的な非商業的使用の場合には、そのような要件を免除することができる。」と定められており、特許権者（特許権の保有者）の意図に関わりなく、国家が強制的に特許権を他者に使わせることができる条件が示されている。このような国家による実施権を、「強制実施権」と呼ぶ。強制実施権を国家が設定する場合も、特許権を無償で使わせるというわけではなく、第31条の(h)には「許諾の経済的価値を考慮し、特許権者は、個々の場合における状況に応じ適当な報酬を受ける。」と定められている。ただし、強制実施権の対価としての報酬は、特許権者（ライセンサー）と使用者（ライセンシー）の交渉によって特許権の使用料（ライセンス料）が決まる場合と異なり、国家によって決定されるものであるため、通常のライセンス料よりも低い価格で特許権者には不利な条件となるものと予想される。なお、第31条(f)には、「他の使用は、主として当該他の使用を許諾する加盟国の国内市場への供給のために許諾される。」と定められており、強制実施権は主に当該国の国内市場への製品供給のためのものとすべきである旨が示されている。

3　WTOのドーハ宣言

　HIV感染が蔓延する状況下で、エイズ薬が多くの患者の手に渡るようにするためには、国家が強制実施権を設定して自国内の企業にエイズ薬を作らせて安く販売させるか、外国で作られた安価なエイズ薬を輸入するかのいずれかの方法をとる必要がある。

　例えばインドでは2005年1月の改正特許法の施行より前は医薬品の特許が認められていなかったため、ジェネリック薬（特許権者の許諾を得ずに作られた医薬品。先発医薬品の特許が切れた後に市場に出る後発医薬品を含む。）のメーカーが成長し、米国など外国市場にも進出していた。こうしたメーカーの中には先発品よりも安価なジェネリック薬のエイズ薬を供給するものもあった。

　2001年11月にドーハで第4回WTO閣僚会議が行われ、「TRIPS協定と公衆衛生に関する宣言」[2]が採択された。同宣言では、「TRIPS協定は医薬品へのアクセスを促進する方法で解釈されるべきである」ことが確認され、次のような方針が打ち出された。第一に、強制実施権を認める理由の決定は、各加盟国に委ねられている。第二に、第31条(b)で強制実施権を認める理由とされている「国家緊急事態その他の極度の緊急事態」に何が該当するのかは各国が決定可能で、エイズ、結核、マラリアや他の感染症はそれに該当しうる。第三に、医薬品の特許を保有する外国企業が定める正規の代理店以外のルートで国内に入ってきた当該医薬品に対して、それを輸入する行為が特許権侵害とならない旨を各国で定めてかまわない[3]。

　医薬品の製造能力が不十分な国は、外国から安価なジェネリック薬を輸入するよりほかに方法がないが、輸出国側において強制実施権を設定して医薬品を製造する場合には、強制実施権による製造は国内市場向けとすべきであ

＊2　https://www.wto.org/english/thewto_e/minist_e/min01_e/mindecl_trips_e.htm
　　（2019年4月24日アクセス）
＊3　並行輸入品に対して特許権が国際消尽するかどうかを各国の裁量で決めることができるとするものであり、TRIPS協定第6条の規定を確認したものである。

るとしたTRIP協定第31条(f)に違反することとなってしまう。この問題は
ドーハ宣言の第6パラグラフに記され、その後の検討に付されることとなっ
た。その後、2003年には、WTO一般理事会において、そのような場合には
第31条(f)を適用しないこと、他国の市場への流入を防ぐために独自の形状や
ラベリングを求めること、製造するジェネリック薬の情報がWTO事務局に
提供され公開されることなどからなる制度が決定された[4]。2005年には上記
の決定を反映したTRIPS協定改正議定書が採択され、2017年1月にWTO加
盟国・地域の3分の2が批准したことをもって、発効となった[5]。

4 日本の特許法

　以上の議論は主として途上国における医薬品アクセスを念頭に置いたもの
であるが、日本においても新型のウイルスによる感染症の爆発的増加、いわゆ
るパンデミックが生じる可能性があり、そのような際に特許権が医薬品やワ
クチンの製造を妨げないような制度設計を検討しておくことには意義がある。
　日本の特許法は、その第69条で、「特許権の効力は、試験又は研究のため
にする特許発明の実施には、及ばない。」などの権利効力の例外規定を定め
ている。新たに「国家緊急事態その他の極度の緊急事態」を権利効力の例外
として定め、どのような場合がそれに該当するのかのガイドラインを作って
おくことで、パンデミックに対応しうるであろう。他国の例では、ロシア、
ベラルーシ、キルギス、ウクライナなどの特許法にそのような規定が盛り込
まれている[6]。

＊4　加藤暁子「医薬品アクセス問題と公共の利益のための強制実施権」、日本工業所有
　権法学会年報、32号、p. 1-18（2009）
＊5　加藤暁子「医薬品アクセスの改善を目的とした知的財産権の制限を承認する新たな
　国際的合意の必要性」、『医療と特許　医薬特許発明の保護と国民の生命・健康維持のた
　めの制度的寄与』（一般財団法人知的財産研究教育財団編、創英社/三省堂書店）p. 247-
　270（2017）
＊6　中山一郎「我が国における公衆衛生上の緊急事態と特許制度による対応可能性」、
　『医療と特許　医薬特許発明の保護と国民の生命・健康維持のための制度的寄与』（一
　般財団法人知的財産研究教育財団編、創英社/三省堂書店）p. 152-183（2017）

　日本の特許法には強制実施権についても規定されており、裁定実施権と呼ばれる。特許権者が継続して３年以上不実施の場合（第83条）、ならびに自己の特許を実施する際に他社の特許を利用する必要がある場合（第92条）において、特許権者にライセンス許諾の協議を求めたが成立しなかった場合は、特許庁長官に裁定を求めることができる。また、公共の利益のために必要な特許発明については、経済産業大臣に裁定を求めることができる（第93条）。しかしながら、裁定制度の手続きには時間がかかり、緊急性が高い場合に適していないため、緊急時に特許発明の政府使用を認める制度を作る方がよいという提案がなされている[7]。また、緊急時には政府主導で一定期間、特許権の権利を停止した上で、後で停止を解いた後に、権利が停止されていた期間の分だけ特許権を延長するという制度も提案されている[8]。

【参考文献】
・岡田徹「医薬特許の権利化後の扱いについての検討」、『医療と特許　医薬特許発明の保護と国民の生命・健康維持のための制度的寄与』（一般財団法人知的財産研究教育財団編、創英社/三省堂書店）p. 184-220（2017）
・加藤暁子「医薬品アクセス問題と公共の利益のための強制実施権」、日本工業所有権法学会年報、32号、p. 1-18（2009）
・加藤暁子「医薬品アクセスの改善を目的とした知的財産権の制限を承認する新たな国際的合意の必要性」、『医療と特許　医薬特許発明の保護と国民の生命・健康維持のための制度的寄与』（一般財団法人知的財産研究教育財団編、創英社/三省堂書店）p. 247-270（2017）
・中山一郎「我が国における公衆衛生上の緊急事態と特許制度による対応可能性」、『医療と特許　医薬特許発明の保護と国民の生命・健康維持のための制度的寄与』（一般財団法人知的財産研究教育財団編、創英社/三省堂書店）p. 152-183（2017）
・山根裕子『知的財産権のグローバル化―医薬品アクセスとTRIPS協定』（岩波書店、2008年）

＊7　＊6と同じ。
＊8　岡田徹「医薬特許の権利化後の扱いについての検討」、『医療と特許　医薬特許発明の保護と国民の生命・健康維持のための制度的寄与』（一般財団法人知的財産研究教育財団編、創英社/三省堂書店）p. 184-220（2017）

日本動物実験代替法学会と3Rs・代替法の展開

酒 井 康 行

1 日本動物実験代替法の設立

　動物実験代替法学会は、動物実験の適切な施行の国際原則である3Rs原則—動物数の削減（Reduction）、苦痛の軽減（Refinement）および非動物試験への置換（Replacement）—の推進と普及の研究・開発・教育・調査等を行うことを目的としている。これは1959年にラッセルとバーチが提唱し、1999年8月の第3回動物実験代替法世界会議にてボローニャ宣言として採択されたものである。今では、動物実験実施および代替法の開発における基本的な原則として多くの学協会が支持し、わが国の動物愛護法を含む各国の法律・指針や国際標準・国際指針にも採用されている普遍的な概念となっている。

　本学会は、故・菅原努先生（学会名誉会員）が発起人となって1987年に設立された「動物実験代替法研究会」が発展して1989年に正式に発足した。2002年には日本学術会議の登録団体ともなり、現在法人化を目指して動き始めている。2019年9月現在での会員種別と数は、正会員428名、学生会員29名、企業や団体等の賛助会員34名、名誉会員5名となっている[*1]。

2 日本動物実験代替法学会の現況

　日本動物実験代替法学会は一貫してわが国における3Rsの研究や普及に努めてきており、年次学術大会は2019年11月つくばでの開催で第32回となる。大会は、代替法開発のための基礎研究から化粧品・化学物質・食品医薬品や疾患モデルまでの広い応用に向けたシンポジウムやワークショップと、一般演題（ポスター発表）が中心となる。年次大会に合わせて市民公開講座をも

[*1]　日本動物実験代替法学会ホームページ　http://www.asas.or.jp/jsaae/

多数開催してきた。独自の英文学術雑誌Alternatives to Animal Experimen-tation（AATEX）を2018年でVol. 23まで出版してきている。

　3Rsに関連する優れた研究業績に対しては、学会賞やAATEX掲載論文を対象とした論文賞を設けている。2016年からは、代替法研究に関する若手中堅学会員の表彰のために、（一社）日本化学工業協会の支援の下、「JSAAE-日化協LRI賞（Long-Range Research Initiative賞）」を開始している。研究開発支援については、株式会社マンダムの協力の下、「マンダム動物実験代替法国際研究助成」を継続的に実施し、2019年で第12回に達している。また、日本化粧品工業連合会の協力の下行っている「化粧品等の安全性確保を目的とした試験法評価に関する研究助成」も2019年で第6回を数えるまでになった。

　代替法普及のための講演会も多数開催してきており、直近の2年間ではこれらに加えて、わが国発でOECDテストガイドライン（TG）となった手法について、技術講習会も開始している。2017年11月には「目刺激性代替法STE法（Short Time Exposure法、OECD-TG491）」、2018年9月には「皮膚感作性試験のためのh-CLAT法（Human Cell Line Activation Test、OECD-TG442E）」、2019年9月には「技術講習会―代替法を正しく有効に使う―」をそれぞれ開催した。

　代替法開発・実施においては、世界的な協調が必須であり、本会はアジア圏・欧米の代替法研究団体とも密接な関連を構築してきている。韓国の代替法学会（KSAAE）、欧州のEUSAAT（European Society for Alternatives to Animal Testing）および米国のASCCT（American Society for Cellular and Computational Toxicology）と相互交流協定を締結し、毎年お互いの年次大会への参加・招待を継続している。また、2018年10月には、European Soci-ety of Toxicology In Vitro（ESTIV）とも新たな相互交流協定を締結した。

　このような国際活動の一環として、すでに2007年8月には、日本学術会議や国際動物実験代替会議とともに第6回国際動物実験代替法会議をアジア圏で初めて東京で開催した。2年ごとに開催している世界大会は2017年のシアトル大会で第11回を数えるまでに発展しており、JSAAEでは若手の渡航助成とブース展示を行っている。また、2016年11月には、JSAAEが主体と

なって第1回代替法アジア会議を九州で開催した。第2回は中国の毒性学会の代替法研究グループによって、China TATT - Asia CA 2018（The 4th International Conference on Toxicity Testing Alternatives & Translational Toxicology and the 2nd Asian Congress on Alternatives）として2018年10月に広州にて開催され、JSAAEとKSAAEとがホストとして全面的に協力している。また、第3回は2021年に韓国での開催が予定されている。さらに2018年にはインドでも代替法学会（SAAE-I, Indian Society for Alternatives to Animal Experiments）が設立され、これを含む形でAsian federationの設立についての話し合いを開始している。

　JSAAEに結集しているメンバーが中心となり、2005年には代替法研究者の悲願であったJaCVAM（Japanese Center for the Validation of Alternative Methods、日本動物実験代替法評価センター）が、国立医薬品食品安全性研究所の新規試験法評価室を事務局として設立され、欧米諸国の同等の組織との協力や代替法バリデーション結果の相互認証等に弾みがついた。日本発のOECD-TGは現在まで14個を数え、加えて数種の試験法がTG化のプロセスにある[*2]。化学物質等の評価のためのOECD-TGが動物試験や従来からの非動物試験も含め90強であり、そのうち代替法に関するものが40個程度であることを考えれば、我が国の研究者は国際標準化に大きく寄与をしてきているといえる。

3　3Rsと代替法の課題

　代替法を目指す昨今の動きの根幹は、動物愛護という"社会的要請"と、科学的根拠・毒性発現メカニズムに基づいたより正確な応答予測を求めるという"科学的要請"という全く背景の異なる2つのトレンドが奇しくも合流しつつあるものである、とみなせる。代替法学会は基礎から応用・融合研究を推進すると共に、多様なステークホルダーとの議論にオープンに取り組むことで、3Rsの観点から科学の発展と動物福祉の尊重の両立を目指して活動

---

*2　JacVAMホームページ　http://www.jacvam.jp/jp/index.html

している。

　科学的・技術的難易度の点から考えると、局所または短期の試験法の確立は比較的容易である一方で、全身または長期の試験法の開発には相当の困難がある。このための中長期展望としては、Micro-physiological systemのような培養ヒト細胞を用いた生理的なインビトロ評価系と、分子レベルの反応から個体レベルの応答をメカニズムに基づいて記述可能な数理モデルとの融合利用が必須であると考えている。前者においては、種々の先進的培養手法に加えて、ステムセルやキメラ動物、脳死ヒト臓器等の正常臓器細胞を得るための重要な手段を格段に発展させることが大前提である。一方、影響が未知・全身性・長期反復の結果等、代替が非常に困難である場合には、引き続き動物実験は唯一の実験的手段である。遺伝子改変によるヒトの疾患モデル動物等や先進的解析技術を駆使することで動物実験の質を高め、一方でできる限り使用数を減らすことが望まれる。

　現在、上述のような代替法推進における隘路は世界共通であり、未知領域の新たな代替法を支えるための"インビトロからの人体理解"という新たな学術の推進に腰を据えて取り組む必要がある。我が国の基礎生物科学・医学の国際的水準は極めて高いので、今後はより広範囲の関連研究者が代替法開発研究に参入することを望みたい。

Ⅱ 日本の医薬品開発の課題

近年、創薬研究の対象は、患者数の多い疾患（高血圧、高脂血症等）から、病因病態がより難解で患者数も少ない疾患へと推移してきた。それと共に、研究開発の成功確率が低下し、研究開発費が高騰したため、欧米ではM＆A等企業再編が進みメガファーマが誕生した。本章では、グローバルな開発競争の渦中にあるわが国の製薬企業が、国内外の人々により良い医薬品を提供し続けていくための課題を検討する。

わが国の創薬産業の現状

池 田 敏 彦

はじめに

　薬を作ることは、古くからわが国でも行われており、奈良時代には既に庶民救済施設としての施薬院が設立され、薬草の栽培やそれを原料とした薬で病人の治療が行われていた。ただ、産業としての製薬ではなく社会福祉的なものであり、また、元々の知識や技術は遣唐使によってもたらされたものであった。

　現在、わが国における製薬企業の数は、300社余りとされている。過去、1500社ほど存在したが、2000年代に入り、世界的レベルで企業買収や統合が進んだ結果、数が減少した。これらの中には、創業が江戸時代にまで遡り、伝統的な漢方薬を作る老舗に由来する会社や、外国から輸入された薬種を取り扱う組合である「薬種中買仲間」に由来する会社も存在する。大阪市の道修町にはこれらの店が集中したために、現在でもわが国の製薬会社の数多くが本社を道修町に置いている。産業としての製薬は、江戸時代に始まったということができよう。ただ、この時代にはイノベーティブな創薬が行われた様子はなく、薬用植物の輸入販売とその加工による伝統的医薬の製造が行われていたのである。

1　製薬企業の勃興

　江戸時代、外国と比べると基礎科学、特に化学の発展という意味では、わが国は100年以上遅れていたであろうと思われる。これは製薬産業を興すには大きなハンディキャップである。当時、化学は蘭学の一つとして導入されてはいたものの産業に結びつくものではなかった。一方、1897年、ドイツ・バイエル社は、サリチル酸をアセチル化し、より副作用の少ないアセチルサ

29

リチル酸（アスピリン）を合成した。これをもって、アスピリンは世界で初めて人工合成された医薬品とされている。要するに、19世紀には既に近代的な製薬会社が外国（特にドイツとスイス）には存在し、化学も応用レベルにまで発展していたことを物語る。

　明治時代に入って1914年に、第一次世界大戦が勃発した。連合国側に立ったわが国では、ドイツからの医薬品の輸入が止まり、医薬品の国産化が急務となった。その結果、道修町を中心に製薬会社が次々と設立され、西洋医薬品の国内自給を行うようになった。これがわが国における近代的製薬の始まりとされる。しかし、大戦後も多くの製薬会社では、医薬品自給を主たる目的とし、新薬に関しては外国製品を輸入・販売する状況が1970年代頃まで続いた。やはり科学(化学)における遅れが足かせとなっていたものと思われる。

2　ブロックバスターに見るわが国の製薬会社の地位

　ブロックバスター医薬品とは、画期的な薬効を持ち、年商10億ドルを超える医薬品のことを指す。

　2015年の統計を表1に示す。

　2015年の統計では、25位までに日本の製薬企業からは2つの製品が入っている。過去の累計では13品目あり（大塚製薬：エビリファイ；第一三共：オルメテック：アステラス製薬：イクスタンジ、プログラフ、ベシケア：武田薬品工業：ベルケイド、ブロプレス、リュープリン、タケプロン、パントセック、アクトス；エーザイ：パリエット、アリセプト）、そういう意味では、世界の中で日本の製薬企業もそれなりに健闘しているといえる。

　しかし、重要なポイントとして、10位以内のブロックバスター医薬品のうち8品目は、いわゆる生物学的製剤（バイオ医薬品）と呼ばれるものであるのに対して、わが国の医薬品は過去のものも含めてすべて低分子医薬品である。このことは、有機合成化学に頼った創薬では成功例はあるものの、売上高ではまだまだ欧米の製薬会社の後塵を拝していることと、これからの主流と考えられるバイオ医薬品に関しては、世界から相当に引き離されていることを示している。わが国の製薬会社の開発力はまだ弱く、世界における地位

表1　ブロックバスターの動向
（http://www.medisearch.co.jp/doukou_worldrank.html）

順位	医薬品名	治療分野	会　　社	売り上げ高 (100万米ドル)
1	ヒュミラ	抗リウマチ薬	アボット（米国）	14,012
2	ハーボニー	C型肝炎治療薬	ギリアド・サイエンシズ（米国）	13,864
3	エンブレル	抗リウマチ薬	アムジェン／ファイザー（米国）	8,697
4	レミケード	抗リウマチ／クローン薬	ヤンセン／メルク（米国）	8,355
5	リツキサン	抗悪性腫瘍薬	ロシュ（スイス）	7,321
6	ランタス	インスリン製剤	サノフィ（仏）	7,090
7	アバスチン	抗悪性腫瘍薬	ロシュ（スイス）	6,945
8	ハーセプチン	抗悪性腫瘍薬	ロシュ（スイス）	6,794
9	プレベナー13	肺炎球菌ワクチン	ファイザー（米国）	4,464
10	レブラミド	抗悪性腫瘍薬	セルジーン（米国）	5,801
11	ニューラスタ	G-CSF製剤	アムジェン（米国）	5,764
12	アドエア	喘息治療薬	グラクソ・スミスクライン（英国）	6,964
13	ソバルディ	C型肝炎治療薬	ギリアド・サイエンシズ（米国）	5,276
14	クレストール	高脂血症治療薬	塩野義製薬（日本）	5,512
15	リリカ	神経性疼痛治療薬	ファイザー（米国）	4,839
16	グリベック	抗悪性腫瘍薬	ノバルティスファーマ（スイス）	4,658
17	コパキソン	多発性硬化症治療薬	テバ（イスラエル）	4,023
18	スピリーバ	COPD治療薬	ベーリンガーインゲルハイム（独）	3,942
19	ジャヌビア	糖尿病治療薬	メルク（米国）	3,931
20	テクフィデラ	多発性硬化症治療薬	バイオジェン（米国）	3,638
21	ツルバダ	HIV感染症治療薬	ギリアド・サイエンシズ（米国）	3,459
22	シムビコート	喘息治療薬	アストラゼネカ（英国）	3,801
23	アトリプラ	HIV感染症治療薬	ギリアド・サイエンシズ（米国）	3,134
24	ノボラピッド	インスリン製剤	ノボノルディスク（デンマーク）	3,082
25	エビリファイ	統合失調症治療薬	大塚製薬（日本）	2,871

は決して高いものではないことを認識すべきである。

3　今後の課題

　わが国には、ある種の社会的無関心がいくつか存在する。一例は、ヒト組織の研究利用である。欧米諸国では動物実験のデータにヒト組織試料を使った実験を加えることによって、ヒトデータの予測精度を高めることが1980年代から行われてきた。

　わが国では、エイチ・エー・ビー研究機構の努力により、アメリカのヒト臓器・組織バンクから提供されたヒト試料が供給されているが、今でも日本人の試料は入手できない状況が続いている。臓器移植ですらわが国では実施例が少ないのであるから、ヒト組織を研究に利用することには関心が持たれておらず、国にも積極的にこの状況を改善する姿勢は感じられない。この状況はまだまだ続くであろう。こうした顕在化しにくい問題に関して、米国のように国の積極的な関与を期待したい。

　わが国の製薬企業においては、バイオ医薬品の開発の遅れが大きな問題であり、今後、研究戦略の修正が図られるであろう。また、バイオ医薬品関連技術を含め、将来を見越した、積極的な新規技術の導入や有望なベンチャー企業への投資も必要と考えられる。研究開発費も欧米と比べて少なく、増額が求められる。更には全体的に収益性の低下が顕著になってきたために、分社化や人員削減などの構造改革を実施していく必要もあるであろう。

創薬研究の現状と将来展望

堀　井　郁　夫

1　創薬の変遷

　創薬の歴史をたどれば、まずは化合物の発見ありきで、その薬物としての効力を探索していくことから始まっている。すなわち、経験に基づく生薬の時代から薬効物質探求時代を経て、1800年代の科学・技術革新により成分同定・化学構造特定が可能となり、基準化された薬物が提供され、その効力の提示へと導かれていった。19世紀後半に病原菌の発見とその病因特定から発したワクチンや抗生物質の発明、次いで内分泌―ホルモン制御に関わるステロイド系の内分泌制御薬の開発へと進んでいった。20世紀に入り薬理学の進展にともない欧米では、中枢神経薬、抗炎症薬、循環器系薬、消化器系薬などの創薬挑戦が始まり、その戦略の礎として創薬の基礎技術・探索研究開発のプロセスが提唱され構築されるに至った。21世紀に入り、遺伝子情報解明と顕著な科学・技術向上により、ほぼすべてのヒトゲノム情報が明らかになった。この動きに連動して、遺伝子発現に関わる分子生物学のセントラルドグマとして掲げられたDNA→RNA→酵素・受容体という一連の疾病メカニズムを基とした酵素や受容体の阻害（アンタゴニスト）、促進（アゴニスト）を対象としたゲノム創薬に主点が置かれるようになり一応の成果は見られた。しかしながら、当初に期待されたような画期的な新薬創生につながるような充足された状況は未だ得られていない。その後、遺伝子発現制御に関してNon-coding RNAの発見とその機能提示により旧知の分子生物学のセントラルドグマ論理が崩壊し、Epigeneticな科学的思考の必要性も挙げられるようになり次世代の分子生物学時代への展開が始まった。

　近年、創薬の場においても新しい分子生物学的思索による病気・病因の解明を起点とした創薬アプローチに目が向けられるようになり、疾病への単一的従来型治療薬開発だけでなく個別化医薬療法（Personalized medicine）、

患者における病因の遺伝学的背景検索からの適確医療（Precision medicine）へ変遷しつつある。今日では、更に、再生医療、遺伝子治療などの新しい医療領域（New medical modality）への挑戦が始まっている。

2　創薬・医薬品研究開発の立ち位置とその基本思考

　医薬品開発における過去（1990年～2000年）の医薬品治療成功率から見ると、多くの治療領域（心・血管障害、感染症、眼障害、代謝異常、痛みなど）において医薬品治療により11％まで治療の成功率が上がり、2009年に至っては、その成功率は18％にまでなってきている。しかし、このような治療・改善がほぼ十分に見込まれる疾病に対して、未だ不十分な疾病領域（癌、中枢神経系疾患など：5％前後の成功率）があることが提示されてきた。このような背景から、創薬におけるこれからの挑戦は、未だ充足されていない疾病領域への対応であることが明白になってきた[1,2]。創薬戦略における新薬創生の基本的思考として、「医薬品として病気・病因に対する正しい標的か？それに対応する正しい化合物が選択されているか？対応する正しい患者が選択されているか？」という基本的命題が常に提示され、以下に示すような事項の検討が必要とされる（図1）。

(1)　医薬品として病気に対して正しい標的か？

　科学的に革新的な標的を設定する上で要求される事項は、①標的分子を明確にし、その遺伝的特徴とその生物学的意義を提示、②既知・仮説上の病気（病因）との関連の提示、③標的組織での分布の同定、④標的の種差の理解、⑤臨床での標的を提示、⑥仮説の試験系の技術的実現の可能性であり、標的の選択時には、既知の作用機序と比較した作用機序の提示、バイオマーカー設定の可能性の提示等も要求される。

＊1　Kola I, Landis J. Can the pharmaceutical industry reduce attrition rates ? Nature Rev. Drug Discov. 2004: 3: 711-715.

＊2　Walker I, Newell H. Do molecularly targeted agents in oncology have reduced attrition rates ? Nature Rev. Drug Discov. 2009: 8: 15-16.

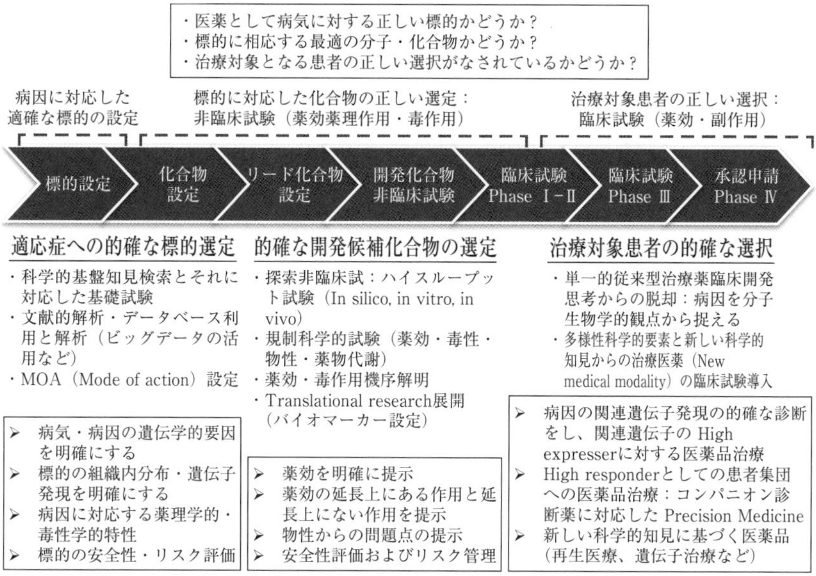

図1 創薬の研究段階における基本思考とその展開

（2）　標的に対応する最適の分子・化合物かどうか？

　臨床開発候補化合物の選択時、標的の薬理・安全性プロファイルを明確にし、最適の治療分子・化合物を選択し、当該病気に対して最も治療効果が高い可能性のある化合物を臨床適用薬物候補として選択する。その時、薬効および安全性に関わる機序を明確に提示するために標的と当該分子間の反応機序と因果関係を明らかにし、薬効・毒作用の観点から副作用回避のための探索的安全性試験結果から当該化合物の適確なリスク評価・管理をする。

（3）　治療対象となる患者の正しい選択がされているかどうか？

　臨床的に治療効果が高く安全性を担保できるような治療薬を創出させるために、臨床的・基礎生物学的に病因標的を明確にして、臨床的に応答のある患者を選択し治療する。非臨床・臨床標的遺伝子との関係をプロファイリングするために、ヒト試料を用いて最新の科学的知見（分子生物学的・分子遺伝学的アプローチ）と技術を駆使して創生した医薬品を用い、高い反応性の

ある患者を選出し治験・治療に適用することが求められてきている。

3　医薬品研究開発における科学的進展の有効な臨床治験への移行・展開

　1970年代の遺伝子組み換え技術の急速な進展から始まり、遺伝子解析技術の向上から2000年のヒトゲノムの完全解析に至る間、病気（病因）の解析・理解が高まり、それに並行した技術的レベルも向上し、医薬品開発成功率は上昇すると期待された。しかしながら、実際は科学的知識・技術は向上したが、医薬品開発成功率は逆に低下する傾向にあった。この乖離からの現状の矛盾に対してどのような変革が必要とされるかに焦点が当てられ、有効なTranslational Researchへの検討がなされるようになってきた。近年に至り、遺伝子学的病因の診断により、特異的に治療効果を示す医薬品が創出されてきたのを機として、バイオマーカー探索に基づく疾病の生物学的な理解、適応反応としての遺伝子変異の同定、コンパニオン診断と当該医薬品開発が積極的に取り入れられてきている。すなわち、病態とその生物学的な意味を理解し、病因とその治療の関係を明確にするためのバイオマーカー設定は、重要な役割を担っている。このような点から、ヒトでの病因を適確に診断するためのバイオマーカーを探索・設定することは創薬の重要な鍵となってきている[3]。生物医学的研究は、人の病気をよく理解することに重点を置く方向に進んできており、その進展には、種々のオミックス基盤、分子イメージング、多様性のある創薬科学展開と技術の開発が不可欠である。新しい科学の進展にともなう再生医療、遺伝子治療などの新しい医薬品治療（New medical modality）への挑戦は、次世代の新しい科学・技術の進展を目指した真の意味でのTranslational researchにつながる創薬研究であるべきと考える。

＊3　堀井郁夫　創薬に向けたヒト細胞・組織の利用：Precision Medicineへの展開。レギュラトリーサイエンス学会誌。2016：6．No. 1．71-79．

創薬推進におけるPMDAの役割と
レギュラトリーサイエンスに基づく取り組み
——合理的な医療を目指して

近 藤 達 也

1　PMDAについて

　独立行政法人医薬品医療機器総合機構（PMDA; Pharmaceuticals and
Medical Devices Agency）は厚生労働省が所管する独立行政法人の一つで、
平成16年4月1日に設立され、「医薬品、医療機器等の品質、有効性及び安
全性の確保等に関する法律」及び「独立行政法人医薬品医療機器総合機構法」
に基づき、「健康被害救済業務」、「承認審査業務」、「安全対策業務」を実施
している。　この3つの業務を実施しているのは日本ではPMDAだけであり、
また、世界を見渡しても、同じ機関が担っているのは、日本のみである。こ
の仕組みは日本独自の「セイフティ・トライアングル」と称しており、世界
からも評価されている。

　PMDAでは、「レギュラトリーサイエンス」の概念を基に、全人的な医療
の実現に向けて、革新的な医薬品・医療機器・再生医療等製品をより早く国
民の皆様が享受できるよう、日々の業務を実施している。これらのPMDA
の業務の中から、創薬推進におけるPMDAの役割とレギュラトリーサイエ
ンスに基づく取り組みについて紹介する（次頁の図1）。

2　レギュラトリーサイエンスとは

　レギュラトリーサイエンス（以下「RS」という。）は、1987年に当時の国
立衛生試験所（現・国立医薬品食品衛生研究所）の副所長であった故・内山
充博士によって提唱された。

　内山博士は、RSは、

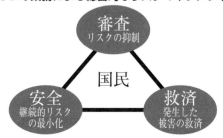

図1　PMDAの３つの業務

・科学技術の進歩の所産をメリットとデメリットの観点から評価・予測する方法を研究し、社会生活との調和の上で、最も望ましい形に調整（Regulate）すること。
・また、そこでのコンプライアンスが必要であること。
を指し示す概念であり、その上で、

・科学技術のもたらす成果を良いことも、悪いことも的確に予測するという「評価科学」と、
・その上で、人間・社会との調整を実現するという「適正規制科学」
の２つの要素からなるものと定義し、その考えは、国内にとどまらず、国外に向けても発信された。

　つまり、RSとは、物事を好き嫌いで判断するのではなく、絶対評価で新しい発明、発見の良し悪しを科学的に判断する考え方である。発明、発見の良いところをどのように世の中に活かしていくべきなのか、悪いところはどのように規制をかけてそのもののリスクを減らしていくのか、これらの要素を総合的に判断することは、薬事行政のみならず、医療全般やそれ以外の分野においても応用すべき考え方と私は考えている。

　先ほど紹介したPMDAの３つの業務や、各種取り組みについては、すべてRSに基づいており、RSの概念はPMDAの業務の根幹となっている。

3　創薬推進におけるPMDAの役割

　PMDAは規制の立場ではあるが、高い透明性・公平性・倫理性の絶対的な確保を行った上で、医薬品等の開発に関する相談業務を行っている。

　私は平成20年にPMDAの理事長に就任したが、就任当初は、ドラッグ・ラグといわれた医薬品の承認審査の遅延が世間から厳しく批判されていた。

　そこで、当時力を入れていなかった相談業務を徹底することにした。これによって、個々の品目のRSの観点からの開発上の問題点を、承認申請前の段階から把握することができ、その時点から彼らとディスカッションすることによって、承認申請の時点では概ね解決することが可能になった。

　その結果として、承認審査業務が効率化し、審査期間を大幅に短縮することができた。平成23年にはドラッグ・ラグをほぼ解消することに成功し、新薬の審査期間は世界の規制当局の中でも最速レベルとなった[*1]。

　このように有望な医薬品等のシーズを早期に実用化するために、PMDAは重要な役割を担っている。

4　RSに基づくPMDAの取り組み

　PMDAではドラッグ・ラグをほぼ解消した後も、より有効でより安全な医薬品等をより早く医療現場に届けるために、RSを用いて合理的・効率的な仕組みへと改革を行っている。

　その主な取り組みとして、平成23年に製薬企業だけではなく、ベンチャー企業やアカデミアの有望なシーズを開発の次段階に結びつける「薬事戦略相談（現：RS総合相談・RS戦略相談）」を導入し、また、平成24年には国内トップクラスのアカデミアとの連携を強化し、最先端技術への対応を検討する「科学委員会」を設置した。

　さらに、厚生労働省とも連携し、

＊1　Centre for Innovation in Regulatory Science（CIRS）, 2018, R&D Briefing 67

① 世界に先駆けて日本で開発され、早期の治験段階等で著明な有効性が見込まれる革新的な医薬品等について、早期の実用化を目指す「先駆け審査指定制度」への対応

② 革新的な医薬品等の実用化を更に促進するために「イノベーション実用化支援」の体制の整備

③ 重篤で有効な治療法が乏しい疾患の医薬品で、検証的臨床試験の実施が困難なものや長期化するものを対象とした「条件付早期承認制度」への対応

など、RSの考え方を基本においた上で、積極果敢にチャレンジを続けている。

また、革新的な医薬品のリスクを最小限にコントロールするために安全対策の高度化を図っており、平成22年に薬害肝炎事件の検証及び再発防止のための医薬品行政のあり方検討委員会の最終提言等を踏まえて、医療情報データベース（MID-NET®; Medical Information Database Network）を構築し、平成30年4月より本格運用を始めた。

PMDAでは、MID-NET®やレセプト情報・特定健診等情報データベース（NDB）等の医療情報等のリアルワールドデータの活用を推進し、実医療下での医薬品等の有効性・安全性情報の収集・解析を今年度から積極的に行っている。

そして、申請電子データ（臨床試験の電子データ）やMID-NET®といった、新たな舞台装置も整ってきたことを踏まえ、審査業務や安全対策業務のより一層の質の向上を図るために、平成30年4月に、RSに関する活動を一元化した組織で有機的に連携しながら行うことを目的として、「レギュラトリーサイエンスセンター（以下「RSセンター」という。）を設置した。

PMDAは、RSセンターの取り組みを通じて、製品開発や市販後安全対策等のさらなる高度化の促進を図り、また、国際化に向けて、アジア医薬品医療機器トレーニングセンターの活動などを通じて、世界に積極的な情報発信を行うなど、今後も、「合理的な医療」を目指して*2、RSの推進及び国際活動の強化にも注力していく。

＊2　2017年2月にPMDAは「"Rational Medicine" Initiative―「合理的な医療」を目指して―」のステートメントを公表。https://www.pmda.go.jp/about-pmda/news-release/0021.pdf

AMEDによる創薬研究の支援方策

菱　山　　　豊

はじめに

　日本医療研究開発機構（AMED）は、「独立行政法人日本医療研究開発機構法」に基づき、2015年4月に発足した。従来、文部科学省、厚生労働省および経済産業省に分かれていた医療に関する研究開発経費で、大学や独立行政法人の研究者、あるいは企業を募集して配分する予算を同機構に集約し、より総合的、より効率的に研究開発が進められることを目指したのである。本稿は字数が限られているので、より詳しく、新しい情報を知りたい方は同機構のホームページ[*1]を是非参照していただきたい。なお、本稿は筆者の従来の経験を踏まえて個人的見解を示したもので、筆者がかつて属した組織、あるいは現在属している組織の見解ではない。

1　従来のアカデミアと産業界

　近年、日本においても先端的な科学技術を活用した新薬の開発に関し、アカデミアが貢献していることがしばしば見られることは以前から指摘してきた[*2]。例えば、ポテリジオ[*3]は名古屋市立大学の上田龍三教授たちの、クリゾチニブ[*4]は東京大学の間野博行教授たちの、トラメチニブ[*5]は、京都府立医科大学の酒井敏行教授たちの、ニボルマブ[*6]は京都大学の本庶佑教授たち

＊1　http://www.amed.go.jp/
＊2　菱山豊：日本医療研究開発機構の始動、ビオフィリア、Vol. 4, No. 1, 8-14 (2015).
＊3　協和発酵キリンが開発した成人T細胞白血病リンパ腫の治療薬
＊4　ファイザーが開発した肺がんの分子標的薬
＊5　JTに導出され、その後グラクソスミスクラインが開発し、現在はノバルティスが製造販売をしているMEK阻害剤
＊6　小野薬品などが開発し、抗がん剤の概念を変えたとも言われる抗がん剤

の、それぞれ基礎研究の成果を基としている。こうした研究者や製薬企業の方々には、AMEDの設立や運営に関して大変お世話になっている。本庶教授はPD-1抗体の研究で、2018年度のノーベル生理学・医学賞を受賞された。

　アカデミアから創出された優れたシーズを患者さんに届け、イノベーションを創出するためには、企業がシーズを取り入れ、研究開発、製造そして販売することが必須である。したがって、産学連携によるエコシステムを構築することが極めて重要であり、そのために大きな役割を果たすことがAMEDのミッションの一つだ。

　しかしながら、従来、アカデミアと産業界との関係は緊密とは言い難かった。AMEDが設立された頃、アカデミアからは、「日本の企業は新しい技術については関心を示さないし、フェーズ２Aまでの医師主導治験の結果、いわゆるPOC（Proof of Concepts）を示してほしいと言われる。」という声が聞こえてきた。他方で、産業界からは、「アカデミアによる研究成果の再現性が足りない、大学病院は医薬品という製品の顧客でもあり、研究におけるフラットな関係が築きにくい。」との声が聞こえてきた。また、企業で研究開発に携わってきた方に大学も実用化を考えた研究を進めていると話すと、「大学はしっかりとした基礎研究をしてもらい、企業からは出てこないような新しいシーズを出してほしい。」との答えが返ってきた。AMEDは、こうしたアカデミアと産業界のそれぞれの強みを生かして、WIN-WINの関係を築くための触媒の機能を果たすことも求められている。

2　AMEDの創薬支援に関わるプロジェクト

　創薬に関係するプロジェクトとしては、「オールジャパンでの医薬品創出プロジェクト」を中心に、大学病院やナショナルセンターという研究開発の基盤を整備し、医薬品や医療機器等を創出する「革新的医療技術創出拠点プロジェクト」[7]やゲノム医療実現に向けた研究の支援やバイオバンクの整備を支援する「疾病克服に向けたゲノム医療実現プロジェクト」[8]がある。ま

＊7　https://www.amed.go.jp/program/list/05/01/001.html

＊8　https://www.amed.go.jp/program/list/index05.html

た、疾患別のプロジェクトとして、がんに関する研究を支援する「ジャパン・キャンサーリサーチ・プロジェクト」、脳機能の解明の研究からうつ病や認知症等の精神・神経疾患の研究を支援する「脳とこころの健康大国実現プロジェクト」、感染症に関する研究を支援する「新興・再興感染症制御プロジェクト」、希少難治性疾患の研究を支援する「難病克服プロジェクト」があり、これらには、疾患の診断や治療の創薬研究も含まれる。

特に、「オールジャパンでの医薬品創出プロジェクト」では次のような創薬支援を行っている[*9]。日本初の公的創薬支援制度「創薬支援ネットワーク」で、大学や公的研究機関等の優れた研究成果の革新的新薬への橋渡しを支援している。創薬研究に資する民間リソースを活用する「創薬支援推進ユニット」、ライフサイエンス研究の成果を医薬品等の実用化につなぐ「創薬等先端技術支援基盤プラットフォーム（BINDS）」、中分子化合物から構成される「次世代創薬シーズライブラリー」などによって開発環境を強化している。

また、疾患登録システムを活用した「クリニカル・イノベーション・ネットワーク」の推進支援や、PPP（Public Private Partnership）の一つの形態である産学官共同創薬プロジェクトである"GAPFREE"を推進している。

3　強力なマネジメント

AMEDは透明性を確保して公正に研究資金を配分しているだけではなく、次のようなマネジメントを行っている。

AMEDではデータシェアリングを進めている。近年の医学研究においては、多くの患者、一般の方に参加していただき、ゲノム、プロテオーム、メタボロームなどのビッグデータを解析するものが多くなっている。このようなビッグデータを研究者の間で共有して解析することができれば、効率的に研究が進むであろうし、そもそも税金で実施した研究の成果であるデータを一部の研究者が独占するのは好ましくないという考え方もある。また、試料や情報を提供した方たちは医学のために広く役立ててほしいという願いも

[*9]　https://www.amed.go.jp/program/list/index01.html

持っているだろう。他方で、多くの方に研究に参加していただくためには、研究の意義を広く周知し、一人一人の方に丁寧な説明をして、血液等の試料や情報をいただくという大変な努力が必要である。そうした努力を経て収集した試料や情報を何ら苦労していない研究者に「研究寄生（research parasite）」[10]させることは適切ではない。こうしたことを考慮し、AMEDでは「ゲノム医療実現のためのデータシェアリングポリシー」を策定[11]するとともに、さらに「データマネジメントプラン」の提出を要請している[12]。データシェアリングについては、難病研究やバイオバンク事業で大きな成果が出ている。

　また、前述したように複数のプロジェクトにおいて創薬に関する研究が行われている。これらに対して横断的なマネジメントを行うため、AMEDでは2017年度から、創薬研究の重要なステージゲートにおいてより適切な評価を行うための研究開発マネジメントチェック項目を作成し、公表した[13]。

　さらに、アカデミアと産業界の双方から、アカデミアのシーズと企業のニーズを早期にマッチングしたいとの要望に応え、主として医薬品分野におけるアカデミア発のシーズと企業のニーズとを早期にマッチングし、アカデミアと企業の両者でインキュベートを促すツールである「AMEDぷらっと」を開発し、提供している[14]。AMEDとしては、こうしたシステムの活用を進めるとともに、産業界の皆さんとアカデミアの皆さんには直接に向き合ってマッチングをしていただきたいので、そういう場を積極的に作っていきたい。

おわりに：今後に向けて

　AMEDは設立して約４年が過ぎたところだ。各省に分かれていた予算を

＊10　Dan L. Longo and Jeffrey M. Drazen: Data Sharing, New England Journal of Medicine, Vol. 374, No. 3, 276-277, 2016.

＊11　http://www.amed.go.jp/content/files/jp/program/0401_datasharing-policy.pdf

＊12　https://www.amed.go.jp/content/000030140.pdf

＊13　https://www.amed.go.jp/koubo/iyakuhin_check.html

＊14　https://www.amed.go.jp/chitekizaisan/amed_plat.html

集約したので、基礎研究から実用化までを一貫して研究開発を支援し、成果を患者さんに届けるという理念を実現しようと努力してきたが、実際にはまだ至らない面もあるだろう。2020年4月から始まる次期中長期計画期間においては、政府のリーダーシップの下に、将来を見据えて、実際に研究開発を行っているアカデミアの研究者や企業の皆さんにさらなる協力をいただき、医療分野の課題に取り組むとともに、研究開発システムの改善を進めていくことになるだろう。

日本製薬工業協会における倫理性・透明性向上に係る取り組み
―――コンプライアンスおよび製薬協コード・オブ・プラクティス

田　中　徳　雄

はじめに

　日本製薬工業協会（以下、製薬協）は、革新的で有用性の高い医薬品の開発と製薬産業の健全な発展を通じて、日本および世界の人々の健康と医療の向上に貢献することを目指す研究開発志向型製薬企業71社（平成31年3月時点）により構成される任意団体である。

　研究開発志向型の製薬企業は、上記の使命を果たすべく、また社会からの大きな期待や要請に応えるべく新薬を開発し続けなければならない。ただ新薬の開発に必要な薬事申請は製薬企業だけではできず、産学連携は必須であり、臨床試験（治験）が可能な医療機関と様々な連携を取りながら、「未だ有効な治療薬が無くて、困っておられる患者さんのために」研究開発を進めている（図1）。

　医療機関には本来の診療、治療以外に、臨床試験（治験）業務に取り組んでいただくため、当然その業務に対する対価を支払うことになり、その時点で「利益相反状態」になる。ただなにも「利益相反状態」が悪いというのではなく、「利益相反状態」に起因する弊害が問題であり、その弊害を回避するためのマネージメントが最も重要と考えられている。利益相反の観点で、社会からは製薬企業に対して「透明性の確保と説明責任」が強く求められている。

1　製薬協コード・オブ・プラクティスの制定

　国民皆保険制度がスタートする昭和36年以前は、医薬品は非常に高価で患

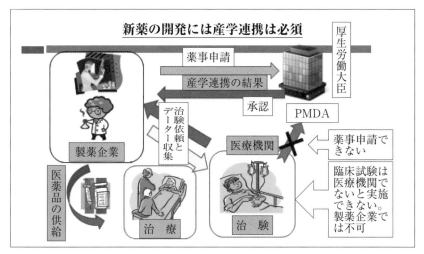

図1　産学連携
（筆者作成）

者さんや一般の人々にはなかなか手に入りにくいものであったが、国民皆保険制度のスタートと共に国民の医薬品へのアクセスは急速に向上した。それと同時に製薬企業間の競争が激化した。

　競争激化の結果として「薬害」や「流通問題」など様々な「社会の信頼を失墜させる事案」を引き起こしてしまった。製薬協は平成30年設立50周年を迎えたが、製薬協の50年の歴史は、これら不適切な事案に対応してきた歴史でもあるといえる（表1）。

　平成5年に策定した製薬協の自主規範である「医療用医薬品プロモーションコード（以下、プロモーションコード）」は、製薬協の上位団体である日本製薬団体連合会が制定した「製薬企業倫理綱領」の精神に立脚し、わが国の製薬企業に求められている医療用医薬品のプロモーションのあり方と行動基準を、製薬協の会員会社の合意に基づいて成文化したものである。何ものにも代えがたい生命に深い関わりをもつ医薬品を取り扱う企業が、医療用医薬品のプロモーションを行うに当たって、「当然やらなければならない義務」「自ずと守らなければならない節度」のあり方と行動基準を示したものがプロモーションコードである。

表1　コード・オブ・プラクティス（COP）制定までの歴史
（製薬協50年の歩みより抜粋）

> ✓昭和43年5月：日本製薬工業協会設立
> ✓昭和45年12月：医療用医薬品添付販売禁止（薬価削除決定）
> ✓昭和51年　　「**医療用医薬品プロモーションに関する倫理コード**」策定
> ✓昭和56年11月：公取委、製薬協、卸連へ立入り調査（カルテル疑惑）
> ✓昭和59年6月：医療用医薬品製造業公正取引協議会発足
> ✓平成5年4月：「**医療用医薬品プロモーションコード**」策定
> ✓平成9年4月：「**製薬協企業行動憲章**」
> ✓平成13年4月：「**製薬協コンプライアンス・プログラム・ガイドライン**」
> ✓平成25年4月：「**製薬協コード・オブ・プラクティス**」
> ➤従来のプロモーションコードを更に発展させ、会員会社のすべての役員・従業員と、研究者、医療関係者、患者団体等との交流も対象とした
> ➤平成29年5月：「**製薬協コード・オブ・プラクティス**」**改定！**

　プロモーションコード策定の時代背景には、厚生省薬務局長（当時）の私的諮問機関である「21世紀の医薬品のあり方に関する懇談会」の最終報告書（平成5年5月）が関わっている。同報告書では、「プロパーからMR」「販売促進から適正使用」さらには患者さんが直接製薬企業に問合せができるような窓口の設置を求めた。プロモーションコードでは、プロモーションの定義を、いわゆる「販売促進」ではなく、「医療関係者に医薬情報を提供・収集・伝達し、それらに基づき医療用医薬品の適正な使用と普及を図ること」とし、世間一般で使用されているプロモーションの定義とは少し異なっている。なお、この定義、考え方は、現在に至るまで変更はされていない。

　平成25年の4月には、国際製薬団体連合会（以下、IFPAM）の精神を踏襲し、それまで会員各社の主に営業部門に係るプロモーションコードを発展的に解消させ、会員会社のすべての役員・従業員と、研究者、医療関係者、患者団体等との交流を対象とした「製薬協コード・オブ・プラクティス（COP）」（以下、製薬協コード）を策定した。

　当然、製薬協コードでも「プロモーション」の定義は、平成5年のプロモーションコード策定時の定義と何ら変わるものではない。

　その後、平成29年、平成30年には、国内法の名称の変更（薬事法が薬機等

法)等関連法規の見直し、更にはIFPMAのコード改定等に伴い、製薬協コードの改定を行っている。コードの変更に当たっては、必ず公正取引委員会、医療用医薬品公正取引協議会への事前相談等も行っている。

2　臨床研究に関する不適切な関与事案

しかし、製薬協コードを制定した直後に、高血圧症治療薬「バルサルタン」の市販後の臨床研究に企業が不適切に関与し、その研究結果を同薬剤の広告宣伝に広く用いた事案、いわゆる「バルサルタン事案」が発覚した。この事案には営業部門以外にも複数の部門が複雑に関与していたため、製薬協としても、再発防止のために様々な取り組みを行った。その一つが、平成26年4月22日に会員会社に発出した「臨床研究支援の在り方に関する基本的考え方」の通知である。

通知の主な内容は、次のとおりである。

---

(1)　自社医薬品に関する臨床研究に対する支援は、契約により実施すること。

(2)　臨床研究に関わる労務提供については、データ解析業務等研究結果や研究の中立性に疑念を抱かせるような労務提供は行わないこと。

(3)　奨学寄附金は本来の趣旨に則り適切に提供することとし、今後自社医薬品に関する臨床研究に対する資金提供の支援方法としては用いないこと。また、奨学寄附金提供にあたっては、社内の営業部門から独立した組織において利益相反を十分確認の上決定することとし、奨学寄附の経緯等の記録を作成し、適切に保管しておくこと。

この通知発出の半年後の会員会社に対するアンケートでは、自社医薬品の臨床研究に係る運用は、全ての会員会社で「既に営業部門より独立した組織で行ってきた」、「営業部門から独立した組織に変更した」、「営業部門から独立した組織への変更を検討している」という結果が得られた。

製薬協では、製薬産業が社会から信頼され続ける産業であるために、法律

に先んじて業界団体の自主規範を策定し実施し、継続的に見直してきた。会員会社も同様に、各社の自主規範を策定し、継続的に見直して倫理性・透明性の高い活動を目指している。

3　透明性ガイドラインによる医療関係者等への提供資金等の情報公開

　医療機関等との透明性を確保するツールとして、平成25年より実施した「企業活動と医療機関等の関係の透明性ガイドライン（以下、透明性GL)」に則った提供資金等の情報公開がある。

　透明性GL策定に至った背景は、1999年に起こったアメリカのペンシルバニア大学の遺伝子治療の臨床研究に参加していたゲルシンガーさんが、治療中に他臓器不全で死亡した事件に端を発している。この事件は、研究担当の中心である医師が、研究のスポンサー企業の設立者かつ株式の所有者であり、試験を実施することにより直接の金銭的な利益を得ることが大きな動機となり、本来薬品を投与すべきでない被験者に対して十分なインフォームド・コンセントを行わないまま試験が行われたことにより引き起こされた。この事件を契機に世界中が利益相反（COI）問題に大きく舵を切った。米国サンシャイン条項およびそれに追随する国際的な動向、また日本医学会によるCOIマネージメントガイドラインの策定等が大きな要因となった。それらを受けて製薬協も、日本においても社会からの透明性向上への要請は避けられないと判断し、平成20年から検討を開始し、平成23年の透明性GLの策定に至った。

　また何よりも新薬を研究開発するための円滑な産学連携のためには、透明性の確保と情報公開が必要と考えた。情報公開をした結果として、透明性の高い、信頼される新薬を世の中に送り出し、人々の健康と医療の未来に貢献できると判断した。

　平成23年に策定し平成25年に平成24年度支払い分を公開したが、まだ当時世界中のどこの国でも、国全体としては実施できていなかったことでもあり、画期的なことであった。さらにこの情報公開を、法規制ではなく、業界の自

主的な取り組みでスタートさせたことの驚きも大きかったと記憶している。

　ただ公開に際しては、当然のことながら、医療機関、医療関係者のご理解とご協力がなければ、決して成し得なかったことも事実である。

4　「透明性GL」による医療機関等への提供資金等の情報公開内容

　製薬企業は公的医療保険財源から資金を預かって研究開発等の事業を行っているため、他産業より資金の使い道の透明性と説明責任が強く求められている。

　透明性GLの目的は、会員会社の活動における医療機関等との関係の透明性を確保することにより、製薬産業が、医学・薬学をはじめとするライフサイエンスの発展に寄与していくことおよび企業活動は高い倫理性を担保した上で行われていることについて広く理解を得ることである。

　透明性GLによる公開項目は、「A．研究費開発費等」から始まり、「B．学術研究助成費」「C．原稿執筆料等」「D．情報提供関連費」「E．その他の費用」の５項目（表２）である。

　その中の「A．研究費開発費等」の項目に関しては、個別の製薬企業の成長の源泉にも繋がる費用も含まれていることや、企業秘密、守秘義務等の観点から、公開当初は各会社の年間総額のみの公開であった。しかし日本医学会、日本医師会等より、医療機関に支払っている資金の中で一番大きな部分（全体の約50％）を占める研究費開発費こそ個別詳細公開するべきとの強い要望もあり、検討を重ねた結果、平成28年度の臨床に係る支払い分を平成29年度に、契約に基づき医療機関名、件数、金額を個別詳細公開とした（一部の項目では、臨床と臨床以外に分けて公開）。

　さらに、平成30年４月に施行された臨床研究法では、「A．研究費開発費等」の中の特定臨床研究に関わる費用と、その関連の「B．学術研究助成費」「C．原稿執筆料等」の「公表」が義務づけられた。当然、私達の透明性GLも法律に則った「公表」に対応すべく改定が必要になり、同年10月１日に改定を行った。

表2　透明性ガイドラインによる公開

（企業活動と医療機関等の関係の透明性ガイドラインより抜粋）

公開対象	公開項目	公開方法
A．研究費開発費等	共同研究費、委託研究費、臨床試験費、製造販売後臨床試験費、副作用・感染症症例報告費、製造販売後調査費	2017年度より個別
B．学術研究助成費	奨学寄附金、一般寄附金、学会寄附金、学会共催費等	個別
C．原稿執筆料等	講師謝金、原稿執筆料・監修料、コンサルティング等業務委託費	個別
D．情報提供関連費	講演会費、説明会費、医学・薬学関連文献等提供費	総額
E．その他の費用	接遇等費用	総額

　透明性GLによる自主的な公開は、平成30年6年目を迎えている。過去5年間やってきて思うことは、一つは社会から常に見られていることの緊張感が重要だということだ。見られていると、不適切なことはできない、考えない。もう一つは公開を続けることが重要だということだ。そこにはいつでも知りたい情報があるからだ。

　「利益相反状態」の弊害回避には、社会から常に見られているという緊張感と透明性、さらには説明責任が何よりも重要であるということだ(図2)。

おわりに

　製薬協は、法的根拠のない任意団体である。したがって、協会で決めた事項に対する強制力はない。さらに不適切な事案が発生した場合の捜査権、調査権もない。しかしながら製薬協の全会員会社は、医療用医薬品の特性を考え、業界団体で取り決めたことを守るために、守るべき自社コードの策定に自主的に取り込み、自社コードに則った活動を行っている。

　また、コンプライアンスについても、平成29年の「経団連企業行動憲章」の改定を受け、平成30年10月に製薬協でも「製薬協企業行動憲章」と「製薬

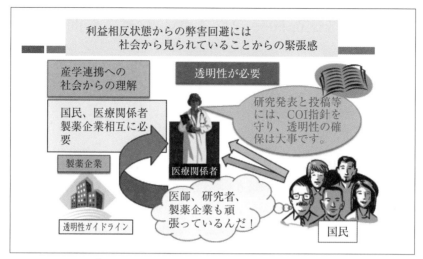

図2　利益相反状態からの弊害回避
（筆者作成）

協コンプライアンス・プログラム・ガイドライン」の改定を行った。同時に製薬協の会員会社にも、自社の企業行動憲章とコンプライアンス・プログラム・ガイドラインを実効性のあるものへ改定するよう求めた。

　これからも引き続き、コンプライアンスおよび製薬協コード、透明性GLなど倫理性・透明性向上に係る取り組みを一層強く推進していく。

　最後になるが、医薬品は長期間にわたる研究開発を経て、さらには医療機関、医療関係者の協力をいただき世の中に登場し（創薬）、研究開発と同様の長い期間をかけて製造販売後の調査、PMSを行い、薬剤を大切に育てている（育薬・適薬）。患者さんにとって必要不可欠な薬剤であればある程、薬剤の「適正使用」「最適使用」を進めることが、患者さんのためであることを原点とし忘れることなく、さらに倫理性・透明性の高い活動に努めていくべく、業界団体として取り組んでいくところである。

【参考文献】
・田中徳雄：薬学図書館60（3）: 219–224, 2015.
・田中徳雄：実験医学35（6）: 1009–1013, 2017.

日本の医薬品開発のシステムのどこが問題か

三　和　　護

はじめに

　日本の医薬品開発のシステムは、いくつもの問題に直面している。国民医療費の増大と医療保険財政の逼迫から、医薬品開発を支える土台そのものも揺らいでいる。そこに最も大きな影を落とすのが、今後、深刻化していく人口減少だ。日本は、既に人口減のフェーズにある。2010年に１億2800万人だった人口は、今のままのペースで減り続ければ、2065年には8800万人にまで激減すると言われている[1]（図１）。年少人口、生産年齢人口は既に減少しており、推計によれば65歳以上の人口も2040年代半ばに減少に転じる。こうした人口減社会では、医療ニーズも確実に縮小していく[2]。有病率の高い年齢層である老年人口が増えて医療ニーズも膨らんでいくとの見方もあるが、それも今後の四半世紀で転換点を迎えるだろう。並行して、超高齢者への医療内容が積極的治療からQOL重視の治療へと変化していくことを考えると、これまで通りの開発モデルでは立ち行かなくなるのは明白である。本稿では、人口縮小が加速するトレンドを踏まえて、日本の医薬品開発のシステムが抱え込んだ課題を論じてみたい。

1　開発ラグ解消に至らない理由

　2000年代に入って、抗がん剤を中心とするドラッグ・ラグが社会問題化した。これは、海外で使われている医薬品が日本で使えるようになるまでに時間がかかっていることを問題視したものである。これを受け国は、医薬品医療機器総合機構（PMDA）の創設をはじめ、ドラッグ・ラグ解消を目指し

＊１　国立社会保障・人口問題研究所「日本の将来推計」（2017年推計）
＊２　日経メディカル　2018年１月号「『2040年問題』で日本の医療はここまで変わる」

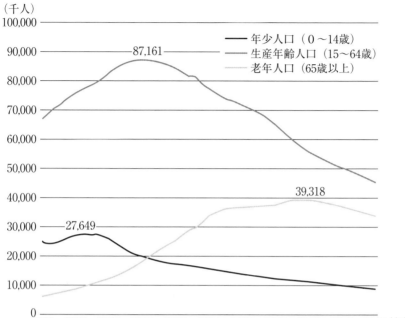

図1　年齢3区分別人口の推移
（出生中位(死亡中位)推計。2015年以降は推計値。国立社会保障・人口問題研究所）

て様々な施策を進めてきた。

　ドラッグ・ラグには「審査ラグ」と「開発ラグ」の2つの側面があるといわれる。審査ラグは医薬品が承認されるまでの「審査期間の遅延」を指すが、現時点ではほぼ解消されている。PMDAの調査によると、1年間に承認されたすべての新薬について、承認されるまでの総審査期間（中央値）を日米間で比較したところ、2012～2016年度の5年間は、ほぼ0に近い値を維持している（表1）。「平成23年にはドラッグ・ラグをほぼ解消することに成功し、新薬の審査期間は世界の規制当局の中でも最速レベルとなった」（本書Ⅱ③「創薬推進におけるPMDAの役割とレギュラトリーサイエンスに基づく取り組み―合理的な医療を目指して」（近藤達也））とされているが、これは審査ラグについてである。

　問題は開発ラグの方である。1年間に日本で承認申請された新薬を対象に

表1　新有効成分含有医薬品
（出典：厚生労働省医薬品医療機器制度部会、平成30年4月11日第1回、資料1-2から）

	平成24年度	平成25年度	平成26年度	平成27年度	平成28年度
開発ラグ	0.3年	1.0年	1.1年	1.7年	1.0年
審査ラグ	0年	0.1年	0年	0年	0年
ドラッグ・ラグ	0.3年	1.1年	1.1年	1.7年	1.0年

開発ラグ：当該年度に国内で新規承認申請された新薬における、米国の申請時期
　　　　　との差（中央値）
審査ラグ：当該年度（米国は暦年）に新規承認された新薬の総審査期間（中央値）
　　　　　の日米間の差
ドラッグ・ラグ：開発ラグと審査ラグの和

日米間の申請時期の差（中央値）を調べたところ、2012～2016年度の5年間
は日本での申請に0.3～1.7年の遅れ（ラグ）が存在し続けている（表1）。
　開発ラグの背景には、企業が開発コストを早期に回収するため、米国や欧
州など大規模な市場のある国で開発を急ぐ傾向が指摘されている。その結果
として、申請時期が日本より欧米で早くなる。近年、開発コストは、医薬品
の高度化や治験の大規模化・国際化に伴い高騰しており、なおさら「大規模
な市場」に向かうのは避けられない。「早期回収」とまでいかなくとも、製
薬事業を継続する上では開発コストを安定的に回収することが欠かせない。
いずれにせよ、日本がコスト回収に見合う市場と評価されない限り、日本
ファーストには至らない。

2　創薬の芽を見出し育てる環境を

　ここで開発ラグの解消を考えるために、一つの創薬エピソードを紹介した
い。今では胃蠕動抑制薬として、臨床で普通に使われているℓメントール製
剤（商品名ミンクリア、日本製薬）は、開発の着想はミミズの解剖と関係が
あった。
　胃蠕動抑制薬の開発を主導した、がん研究会有明病院消化器センター胃外

科部長の比企直樹氏によると、きっかけはこうだ。「ある日ラジオを聴いていたら、番組のパーソナリティーが『動いているミミズをどうしたら生きたまま解剖できるのか』と質問した。ゲストで来ていた解剖学者が『ハッカ水に浸せば蠕動運動は止まる』と答えた」。このとき比企氏は、医学生時代に腸管は蠕動運動をしていると習ったことを思い出した。「ミミズの動きが止められるなら、胃や腸の蠕動運動も止められるのでは」と考え、早速、行動を起こす。内視鏡検査用カテーテルを使って患者の胃の内部にハッカ水を散布したところ、ものの10秒もたたないうちに蠕動運動が止まったという。

　この研究は、2003年に論文となった。並行して、製品化のため動き回ったが、ほとんどの製薬会社は相手にしなかったという。最終的には「とっぴとも思えるアイデアをとっぴとは考えない会社」と出会えたことで、2011年には製品化にこぎ着けた[*3]。

　このエピソードは2つの教訓を含んでいる。一つは、創薬の芽は臨床現場にあるということだ。もう一つは、新薬に育てる入口のところで、創薬の芽をつぶしてしまいかねなかったことだ。「とっぴとも思えるアイデア」に敏感でなければ、いくら申請手続きなどの「川下の仕組み」を整えたところで、新薬が生まれることはない。

3　基礎研究予算の充実を

　こうした状況を打開すべく、国も動き出している。例えば「医療上の必要性の高い未承認薬・適応外薬検討会議」を設置し、薬価の新薬創出・適応外薬解消等促進加算と連動させる形で、医療上の必要性の高い品目の開発要請を行っている。また、臨床研究中核病院の整備や国際共同治験を推進することで、治験におけるスピードを速めコストの改善にもつなげようとしている。もちろん、医薬品シーズにも目を向けて、有望なシーズを持つ大学や研究機関、ベンチャー企業に開発早期から試験・治験に関する指導・助言を実

＊3　日経メディカルREPORT　2018. 05. 17「人物探訪◎腹腔鏡・内視鏡合同手術を考案した比企直樹氏　ミミズにハッカ水から抗蠕動薬を着想」
　http://medical.nikkeibp.co.jp/leaf/mem/pub/report/201805/555989.html

施している。これらの施策と連動して、PMDAも日本発の革新的医薬品・医療機器・再生医療等製品の創出に向けて「薬事戦略相談」（現在、レギュラトリーサイエンス総合／戦略相談）事業を展開中である。

　こうした施策の成果が急がれるが、足元では日本の基礎研究の環境は悪化している。学術研究への基礎的投資の推移を見ると、大学の基礎的経費が長く減少傾向にある中で、科研費（学術研究助成基金助成金／科学研究費補助金）の増額はそれを補う水準になく、全体として縮小している。文部科学省の資料によると、2004年を100とした場合、2016年は93.9まで低下している。また、日本の科学技術予算の対GDP比は0.65％で、主要国中トップである韓国（1.21％）の半分ほどにとどまる。中国（1.02％）、ドイツ（0.88％）、米国（0.80％）にも後れを取っている。加えて近年、日本の比率は連続して減少しており、かつそのスピードが速まっているのが気掛かりな点である。

　最後に、2016年に「オートファジーの仕組みの解明」によりノーベル生理学・医学賞を受賞した大隅良典栄誉教授の言葉に触れておきたい。大隅氏は、日本の大学の基礎体力が低下していることに危惧を示し、若い人がチャレンジングな課題に取り組める環境整備や次世代を担う研究者の育成支援を訴え続けている[4]。医薬品開発においても、真っ先に取り組まなければならない課題に違いない。

＊4　東京工業大学　プレスリリース　2017年9月1日「大隅良典記念奨学金について」
　https://www.titech.ac.jp/news/pdf/tokyotech_pr_20170901_ohsumisyogakukin.pdf

Ⅲ　臨床研究としての創薬研究

臨床研究は、歴史的にはジェンナーによる種痘の人体実験以来、医療者・医学研究者の倫理として問題とされてきた。世界医師会は、人を対象とする医学研究の倫理原則として、「ヘルシンキ宣言」をまとめている。本章では、このヘルシンキ宣言がやがて創薬研究を中心とするようになってきたこと、国内でもそれに対応して作られた医薬品の研究開発に関する様々な法令・ガイドラインを解説することを試みる。

ヘルシンキ宣言と創薬研究

畔 柳 達 雄・町 野 朔

1 ヘルシンキ宣言の発展

(1) ニュルンベルグ綱領からヘルシンキ宣言へ

ナチス第三帝国の「良心なき医師たち」は、各地の強制収容所において、収容者を対象として、人の凍結、超高圧テスト、毒ガス、マラリア感染、ワクチン実験、移植実験、不妊手術など、考えられうる様々な人体実験を行った。アメリカによる「ニュルンベルグ医師裁判」（1946-1947年）は16人の医師たちを死刑に処するなどしたが、その際、裁判所は「被験者の自由意思による同意は絶対的に必要である」などとする人体実験に関する「ニュルンベルグ綱領」を示した。その直後に設立された世界医師会（WMA）は、人を対象とする研究に関する倫理原則の作成作業を開始した。1964年、WMAはヘルシンキでの総会で、インフォームド・コンセントを基礎とした被験者保護のルール「ヘルシンキ宣言」を採択した[*1]。

ヘルシンキ宣言の最初の表題は「臨床研究（clinical research）を行う医師（doctor）への勧告」であった。その後、いくつかの小さな変更を経て、1989年香港改訂の際「人被験者を対象とする医生物学的研究（biomedical research）を行う医師（physician）への勧告」となったが、2000年のエディンバラ改訂により、「人被験者を対象とする医学研究の倫理原則」（Ethical Principles for Medical Research Involving Human Subjects）となっている[*2]。

＊1 畔柳達雄「医療倫理の周辺（その1）─ヘルシンキ宣言の三遷─」・「その2」・「その3」「その4」法の支配146号4-19頁（2007年）・148号4-19頁（2008年）・154号13-37頁（2009年）・157号4-28頁（2010年）。

＊2 アメリカでは「biomedical research」という語が慣行されるが、それでは広すぎるという批判がヨーロッパから提起され、「Medical Research」に改められた。

(2)　人体実験から医学研究へ：ヘルシンキ宣言の変容

　表題が「医学研究（medical research）の倫理原則」に変更されたということは、ヘルシンキ宣言が、問題を人体実験より広い、人を対象とする医学研究全体の問題として扱うものとなったことを意味する。エディンバラ改訂は、倫理原則の内容自体についても重要な改正を加えている[3~6]。

　第一は、医学研究のルールを、被験者を治療する目的があるか否かによって区別することを止めたことである。

　エディンバラ改訂までは、「専門職のケア（professional care）とともに行われる医学研究（clinical research. 臨床研究）」と「人被験者を対象とする非治療的な（non-therapeutic）医学研究（非臨床的（non- clinical）医学研究）」とを区別していた。すなわち―治療的研究においては、研究者である医師は被験者である患者の治療のために新たな治療法を試みることは基本的に自由であり、ただ、その時点での最善の医療との考量を行うべきである。それに対して非治療的研究においては、健康人であるボランティア被験者の保護のために、研究参加の自発性が厳格に要求されるほか、被験者に有害な可能性が判明したときには即時に研究を中止しなければならない。―

　しかし、被験者を治療する意図がありさえすれば、被験者の保護を医療的配慮に委ねてしまうというのは不合理である。日本で早くから問題とされたロボトミー手術にも、対象とされた精神障害者の治療目的があったことは否定できない。しかし治療目的の有無によって被験者保護のあり方について区別するべき理由はない。

　さらに、エディンバラ改訂は倫理原則の対象自体も拡大した。

＊3　坂上正道「ヘルシンキ宣言の修正について―2000年エディンバラの第52回世界医師会における修正」日本醫事新報3994号57-60頁（2000年）。

＊4　畔柳達雄「2008年ソウル改訂の『ヘルシンキ宣言』について―改訂の背景・経緯と逐条解説―」『医療と法の交錯―医療倫理・医療紛争の解決』（商事法務、2012年）61-126頁。

＊5　畔柳達雄「ヘルシンキ宣言の歴史―過去及び現在―」臨床薬理43巻（4号）245-246頁（2012年）。

＊6　栗原千絵子「ヘルシンキ宣言2013年改訂―来る半世紀への挑戦」臨床薬理45巻（2号）41-51頁（2014年）。

ニュルンベルグ綱領以来、ヘルシンキ宣言の対象は「臨床研究」「生体医学研究」という人体実験であった。しかし、エディンバラ改訂は、より広く「人被験者を対象とする医学研究」を対象とすることとし、被験者のbodily integrity（身体の完全無欠性）に直接関係のない「個人を特定しうるヒト由来の材料及び個人を特定できるデータに関する研究」も規制対象に含めることとした。また、研究者は、そのCOI等についても、プロトコルを審査する独立の委員会に報告する義務を負うとした。このことは、被験者保護とは直接の関係のない研究の公正さも倫理原則の内容としたことを意味する。また、インフォームド・コンセントもCOI等に及ばなければならないとされた。Schloendorff事件（1914年）以後、アメリカの民事判例で前提とされてきたのは患者の身体に関係する事項がインフォームド・コンセントの対象であるというものであったが、エディンバラ改訂ヘルシンキ宣言はインフォームド・コンセントの内容も拡大することになったのである。

2 日本におけるヘルシンキ宣言

(1) 治験

ヘルシンキ宣言は、人を対象とする医学研究の国際基準として国際的に広く受け入れられた。しかし日本では、ヘルシンキ宣言の「人被験者を対象とする医学研究」に関するルール作りは遅れた。1989年、ようやくヘルシンキ宣言を参照して、「医薬品の臨床試験の実施に関する基準」（旧GCP）が行政指導による通知として発出された。1996年、EU・アメリカ・日本の三極が「ICH-GCP基準」に合意したことを受けて、GCPの内容を改正するとともに、これを法令レベルに引き揚げた。「医薬品の臨床試験の実施の基準に関する省令」（1997年）、「医療機器の臨床試験の実施の基準に関する省令」（2005年）がこれであり、両方をあわせてGCP省令と呼ばれている[7,8]。

＊7　「人を対象とする研究」会員の倫理・資質向上委員会『医師の職業倫理指針〔第3版〕』（日本医師会、2016年）55-61頁。

＊8　畔柳達雄「新薬の開発とGCP」『医の倫理の基礎知識2018年版』（日本医師会、2018年）：http://dl.med.or.jp/dl-med/doctor/member/kiso/d33.pdf

(2)　治験以外の医学研究

　治験以外の医学研究については、ルール作りはさらに遅れた。2003年にようやく「臨床研究に関する倫理指針」が制定された。これは、上記のエディンバラ改訂後のヘルシンキ宣言を基本としたものであり、治療的・非治療的研究の区別をせず、人体の侵襲とともに個人情報の保護を内容としたものとなった。インフォームド・コンセントも、エディンバラ改訂によるヘルシンキ宣言をなぞったものであった。

　しかし、この指針の前に制定されていた「ヒトゲノム・遺伝子解析研究に関する倫理指針」（2001年）、「疫学研究に関する倫理指針」（2002年）は、それぞれの研究における個人情報の収集・使用・第三者移転を規制している。そのために、ある研究がどの指針の対象とされるかによって規制内容が異なり、研究現場は混乱におちいった。さらに、2003年には「個人情報の保護に関する法律」が成立し、同法の施行準備のために、2004年に3指針は全面修正された。こうなると、3指針が並立して存在し続けることの意義がさらに問題になる。2014年には、疫学研究指針と臨床研究指針を統合した「人を対象とする医学系研究に関する倫理指針」が文部科学省・厚生労働省の告示として制定された。現在は、ゲノム指針との統合も議論されている。

　このようにして、日本では、人を対象とする医学研究は、法令による規制を受ける治験と、倫理指針による規制を受けるにとどまるそれ以外の研究とに2分されるという状況になったのである[9]。

(3)　再生医療安全性確保法、臨床研究法

　2013年に成立した再生医療等の安全性の確保等に関する法律[10]は、ヒト幹細胞などの細胞加工物を用いた医療に関するものであり、それまで指針の

＊9　笹栗俊之「倫理原則と指針」シリーズ生命倫理学編集委員会『医学研究』（丸善出版株式会社、2012年）24-51頁。

＊10　飛田護邦「再生医療の発展と法的規制─再生医療等安全性確保法について」『医の倫理の基礎知識2018年版』（日本医師会、2018年）：http://dl.med.or.jp/dl-med/doctor/member/kiso/h06.pdf

対象であったものを法律化したもので、ヒト幹細胞を用いる臨床研究に関する指針〔2003年〕は廃止された。エディンバラ改訂以降、治療目的のある研究であっても人を対象とした医学研究としての規制を受けなければならないというのがヘルシンキ宣言であるから、本法は上記の日本の規制方法の一部を変更するものであった。

さらに、法律による規制を受ける治験と指針による規制を受けるそれ以外の医学研究という二元的体制を、法律の方から複雑な形で大幅に侵食したのは2017年の臨床研究法である。きっかけとなったのはディオバン事件[11]である。この事件は、製薬会社が複数の大学の研究者に依頼して行った高血圧治療薬の臨床研究において、研究者が研究データの偽造・変造を行い、それに基づいて不正研究論文が作成され、さらに、それを用いた大規模な市場宣伝活動が行われたというものである。その後の裁判で、製薬会社とその社員は薬事法（現・薬機法）の「誇大広告罪」については無罪となっている[12]。

ディオバン事件は、すでに承認され市販されていた医薬品を被験者に用いた医学研究に関する事件であるが、臨床研究法は、この事件を念頭に置きながら、被験者保護だけでなく、さらに研究の公正さ、COIにも対応しようとするものである。

臨床研究法の対象とする「臨床研究」は、「人を対象とする医学研究」一般ではなく、GCP省令の対象である治験を除いた医薬品等を人に対して用いる研究に限られている。「臨床研究」のうち、①未承認・適応外の医薬品等を用いた研究、あるいは、②製薬企業等から資金提供を受けた医薬品等を用いた研究は「特定臨床研究」として、厚生労働大臣の定める「臨床研究実施基準」を遵守しなければならないとされ、違反に対しては罰則もある。それ以外の「臨床研究」に対しては、この基準を順守する努力義務が課されるにとどまっている。

---

*11　桑島巌「ディオバン事件―研究者と企業の倫理」『医の倫理の基礎知識2018年版』（日本医師会、2018年）：http://dl.med.or.jp/dl-med/doctor/member/kiso/h12.pdf
*12　東京高判平成30年11月19日裁判所ウェブサイト：http://www.courts.go.jp/app/files/hanrei_jp/420/088420_hanrei.pdf

3　フォルタレザ改訂について

　エディンバラ改訂後、ワシントン（2002年）、東京（2004年）、ソウル（2008年）[13]と改訂が続き、直近の改正は、2013年のフォルタレザ改訂[14]である。以下では、プラセボ問題とバイオバンクにおけるインフォームド・コンセントの問題についてだけ、フォルタレザ改訂の対応を紹介することにする。

(1)　プラセボ問題

　プラセボ使用の倫理性は古くからの問題であり、ヘルシンキ宣言の歴史もその例外ではなかった[15]。

　1990年代前半に、HIV母子感染防止の目的で、先進国はアフリカ、アジア、カリブの諸国で行った「無作為割付・プラセボ（無治療）対照・短期間AZT〔先進国で効果の確認された高価なエイズ治療薬〕10分の１量・短期間投与研究」を実施した。この研究においてプラセボを投与された対照群の被験者は、無治療とされたことになる。タスキーギ事件（1932～1972年）を思い出させるこのような研究は、ヘルシンキ宣言Ⅱ３項が、対照群の患者にも「最善と証明された（best proven）」医療を保障しなければならないとした、1989年香港改訂まで維持されてきた原則に違反しているという激しい批判がアメリカ国内で提起された。この研究を擁護する研究者は、後進国ではエイズの治療方法が存在しないのであるから、AZT投与者の対照群を無治療とプラセボの使用に言及を避けてきたⅡ３項末尾にすることもこれに違反していないというlocal ruleを主張していた。

　このような中で、キンケイド・スミス世界医師会長の提案で1996年サマー

＊13　畔柳達雄「2008年ソウル改訂の『ヘルシンキ宣言』について―改訂の背景・経緯と逐条解説―」『医療と法の交錯―医療倫理・医療紛争の解決』（商事法務、2012年）61-126頁。

＊14　栗原千絵子「ヘルシンキ宣言2013年改訂―来る半世紀への挑戦」臨床薬理45巻（２号）41-51頁（2014年）。

＊15　中野重行「プラセボの使用に関する倫理的ジレンマとそれを乗り越える試み」薬理と治療42巻（10号）711-719頁（2014年）。

セット・ウェスト総会は、「証明された（proven）」医療が存在しない場合にのみ「非活性的プラセボ（inert placebo）」の使用を許容するとの1文を付け加えた。これに対して1997年アメリカ医師会からより広く、合理的な理由があるときにも許容するべきであるという反対論が提起された。2000年エディンバラ改訂では、サマーセット・ウェスト改訂のような対照群にも「最善と証明された」医療を保障するという原則は明示されなかったが、「証明された」医療が存在しない場合にのみ「プラセボまたは無治療（no treatment)」を許容されるという原則は維持された。その後、2008年ソウル改訂においてプラセボの使用は「科学的に健全な方法論的理由」の存在だけでは許容しないことが明確にされ、フォルタレザ改訂33.（プラセボの使用）はこれを受け継いだ。

　　新しい治療（intervention）の利益、リスク、負担および有効性は、以下の場合以外においては、最善と証明されている治療との関係で検証（test）されなければならない。

　　――証明された治療が存在せず、プラセボの使用または無治療が認められる場合、または、

　　――説得力がありかつ科学的に健全な方法論的理由により、最善と証明されたものよりも効果が劣る治療、プラセボの使用または無治療が、その治療の有効性あるいは安全性を決定するために必要であり、かつ、最善と証明されたものより効果が劣る治療、プラセボの使用または無治療の患者が、最善と証明された治療を受けなかった結果として重篤または回復不能な損害の付加的リスクを被ることがないと予想される場合。

　このオプションの乱用を避けるため、徹底した配慮（extreme care）がなされなければならない。

(2)　個人情報を用いた研究

　エディンバラ改訂は、「個人を特定しうるヒト由来の材料及び個人を特定できるデータに関する研究」も医学研究としたが、被験者のインフォームド・コンセントが、人体の侵襲などと同様に要求されるかは明らかでなかっ

た。2008年ソウル改訂では、「本人の同意を得ることが不可能もしくは実行できない（impossible or impractical）場合、または研究の有効性に脅威を与える(pose a threat to the validity of the research)場合」には、「研究倫理委員会（research ethics committee）」の承諾を得ることを要するとした。

　その後急速に発展したバイオバンク問題に対応するため、フォルタレザ改訂はこの項目を「インフォームド・コンセント」に移して、条文を全面的に改正した。これによって、特定可能な人間の血液・組織・データなどの利用は研究倫理委員会の承認を得ることで可能となる場合があることを明示する一方、依然として、伝統的な意味での本人同意原則の下にあることを確認したものといえる。ちなみに伝統的な同意原則の枠を外すべく、巷間"broad consent"とか「みなし同意」の導入が論じられているが、ヘルシンキ宣言はこれらの議論には与しないことを、本条で明確にしたものである。その32. は次のようである。

　　バイオバンクまたは類似の貯蔵場所に保管されている試料やデータに関する研究など、個人の特定が可能な人の試料またはデータを使用する医学研究のためには、医師は収集・保存および／または再利用に対するインフォームド・コンセントを求めなければならない。このような研究に関しては、同意を得ることが不可能か実行できない例外的な場合があり得る。このような状況では研究倫理委員会の審議と承認を得た後に限り研究が行われ得る。

わが国におけるGCP基準の展開と展望

加　藤　祐　一

はじめに

　GCPは「医薬品の臨床試験の実施の基準に関する省令」（医薬品のGCP）として1996年薬事法改正により法制化され、1997年に施行された[*1]。現在の「医薬品、医療機器等の品質、有効性及び安全性の確保等に関する法律」（以下、法）では第14条（製造販売の承認）第3項、第80条の2（治験の取扱い）第1項、第4項、第5項を根拠とする厚生労働省令である。GCPは被験者の人権保護、安全等を図り、治験の科学性、信頼性の確保を目的とする。また、医療機器、再生医療等製品のGCPも整備されている。

1　GCPの法制化までの経緯

⑴　1989年の旧GCPまで

　サリドマイド事件を契機として1967年に医薬品の製造承認等に関する基本方針が策定され、更にはスモン等の事件を受けて1979年に薬事法が改正された。改正により臨床試験成績の必要性（第14条第3項）、治験の依頼者は予め治験計画を大臣に届け、厚生省令の基準を遵守すること（第80条の2（治験の取扱い））が整備された。

　医学研究における倫理面での国際的な動きとして、1947年のニュルンベルグ綱領、1964年世界医師会によるヘルシンキ宣言、米国でのタスキギー梅毒研究事件、1974年の国家研究法、1979年のベルモントレポートがある[*2]。わが国では、1983年から厚生省の「新薬の臨床試験の実施に関する専門家会議」

---

*1　医薬品の臨床試験の実施の基準に関する省令　H 9．3．27　厚生省令第28号
*2　IRBハンドブック第2版　ロバート・J・アムダー編、栗原千絵子訳、中山書店、2009.11　ISBN　978-4-521-73178-0

において検討され、諸外国での状況、わが国の医療環境を考慮して1985年に旧GCP案が出され1989年10月に局長通知が出た[3,4]。旧GCPでは人権保護、治験審査委員会、依頼者と医療機関の契約、治験担当医師、治験総括医師などが定められた。しかし、法制化ではなく局長通知であったこと、文書同意だけでなく口頭同意を認めていたこと、信頼性確保の仕組み、規制当局によるGCP調査が未整備であった。これらは1996年の薬事法改正、GCP省令化により整備された。

(2)　1996年薬事法改正、GCP法制化

1993年9月から発売開始した帯状疱疹治療薬のソリブジンとFU系抗がん剤との併用により、発売1か月で15名の死亡者が出る事件が発生した。治験での3例の死亡例とともに、94年10月に設置された「医薬品安全性確保対策検討会」が対策を検討した。更に社会的な関心が高まった非加熱血液製剤によるHIV感染問題に対する対策とともに1996年に薬事法改正がなされた[5,6]。この改正では治験及び承認審査の充実強化が図られGCPが法制化された。参議院の附帯決議では、文書によるインフォームドコンセントの実施等国際的基準に合致したGCPに改定し定着を図るとされた[7]。

　臨床試験データを国際的に相互に受け入れ新薬を速やかに医療現場に提供するため、日米EU医薬品規制調和国際会議（ICH）において1996年5月にICH-GCPが出された[8]。ICH-GCPはヘルシンキ宣言を踏まえ、治験依頼者によるモニタリング（依頼者側のデータと医療機関側の原資料との照合）、監査が含まれる。ICH－GCPを踏まえ中央薬事審議会GCP特別部会での審議を

＊3　GCPハンドブック　監修　厚生省薬務局審査第一課　薬業時報社　1990. 6　ISBN
　　4-8407-1817-2
＊4　医薬品の臨床試験の実施に関する基準について（平成元年10月2日薬発第874号）
＊5　医薬品安全性確保対策検討会　最終報告書　1996年11月
＊6　逐条解説　医薬品医療機器法　薬事法規研究会編　ぎょうせい　2016. 1　第1刷
　　ISBN　978-4-324-10089-9
　　第三部第9節　平成8年の薬事法改正
＊7　第136回国会　参議院記録　平成8年6月17日厚生委員会
＊8　ICH-GCP　https://www.pmda.go.jp/int-activities/int-harmony/ich/0028.html

経てGCP省令となった。2003年には医師主導治験が追加されるなど現在まで
に数回改正された。

2 GCPの概要

　GCPは法第80条の2（治験の取扱い）の第1項、第5項が、依頼者が治験
を依頼する、管理する基準として、第4項は医療機関が依頼治験、医師主導
治験を行う基準として、第二章治験の準備、第三章治験の管理、第四章治験
を行う基準から構成される（表1）。

　GCPでの依頼者、実施医療機関の長（病院長）、治験責任医師、治験審査
委員会を定めている（図1）。依頼者は治験概要書、治験計画書等の関連文
書を作成して医療機関に提供・説明し、医療機関では治験審査委員会が治験
実施の適否を判断する。実施する場合、医療機関と依頼者が契約した後、治

表1　GCP　医薬品の臨床試験の実施の基準の構成

第一章　総則　1条　趣旨、　2条　定義、　3条　承認審査資料の基準
第二章　治験の準備に関する基準
　　第一節　治験の依頼をしようとする者（依頼者）による治験の準備に関する基準
　　第二節　自ら治験を実施しようとする者による治験の準備に関する基準
第三章　治験の管理に関する基準
　　第一節　治験依頼者による治験の管理に関する基準
　　　　　　（医療機関等の選定、治験実施計画書、治験薬概要書、治験の契約、補償等）
　　第二節　自ら治験を実施する者による治験の管理に関する基準
第四章　治験を行う基準
　　第一節　治験審査委員会
　　　　　　（設置、委員構成、審査、委員会の責務等）
　　第二節　実施医療機関
　　　　　　（要件、機関の長、モニタリングへの協力、事務局、治験薬管理、治験中止
　　　　　　　等、記録保存等）
　　第三節　治験責任医師
　　　　　　（要件、分担医師等、被験者の選定、被験者に対する責務、逸脱、症例報告
　　　　　　　書、副作用等報告、治験の中止等）
　　第四節　被験者の同意
　　　　　　（文書による説明と同意、緊急状況下の救命的治験等）
第五章　再審査等の資料の基準
第六章　治験の依頼等の基準

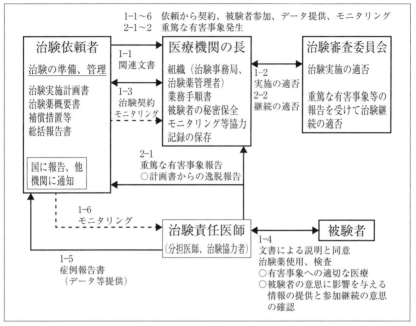

図1　GCPの流れ

験責任医師は被験者のリクルート、治験の説明・同意取得などを開始する。契約には通常、モニタリングへの協力と被験者の秘密保護、費用負担（依頼者が負担する費用、被験者への負担軽減費）が含まれる。治験中に重篤な有害事象が発生した場合、治験責任医師は機関の長に報告、依頼者に通知し、機関の長は治験審査委員会に対して治験の継続の適否の意見を聴く。また、依頼者はこれを直ちに他施設にも通知するとともに、法第80条の2第6項の規定に基づき大臣への報告が必要となる場合がある。

　責任医師は、分担医師、治験協力者との役割分担、情報共有を行いつつ被験者への説明・同意を行い、有害事象が発生した場合には適切な医療の提供、計画書からの逸脱の記録報告、有害事象の報告などを行う。なお、治験協力者（CRC）は、被験者対応（インフォームドコンセントの補助、来院スケジュールの連絡、相談対応など）、医療機関の治験チーム（医師、看護師、薬剤師、臨床検査技師など）との連絡調整を行い、治験計画書に則り必

要な検査を実施し、適切な時期に治験責任医師の確認を経て依頼者にデータ等を提供する。また、依頼者からのモニタリング、規制当局のGCP調査にも対応するなど治験の円滑な遂行、品質確保に必須の役割を果たしている。

モニタリング、監査では、医療機関のカルテ、同意書などを閲覧することから、法第80条の2第10項では、正当な理由なく、治験に関しその職務上知り得た人の秘密を漏らしてはならないとされる。

説明と同意について、責任医師等は説明文書(治験審査委員会の承認必要)を用いて説明し文書による署名が必要である。説明事項として、治験の目的、予測される利益と不利益、他の治療法、参加をいつでも止めることができ不利益を受けないこと、モニタリングではカルテ等の閲覧があるものの秘密が保全されること、被害の補償、治験参加による被験者の費用負担、負担軽減費の支払いなどある。治験は健康保険法第63条第2項第3号の保険外併用療養制度の評価療養とされていることから、費用は依頼者負担によるもの(例：治験薬が投与されている時期の検査・画像診断などの費用)と、保険給付によるもの、患者(被験者)の一部負担によるものの三つに区分される。

3　GCP施行後の展開（国際共同治験、医療機関の体制整備）

新薬開発の観点では、国際基準のICH-GCPを基に策定されたものであり、GCPは国際共同治験などの世界同時開発のプロセスに日本が参加するための基盤的な制度である。

一方、この20年間に医療機関では、治験だけでなく臨床研究の支援体制の整備が展開した。大学病院などでは90年代前半、薬剤部に治験管理室が設置されたが、GCP施行により薬剤部とは別組織として治験事務局が設置され、治験審査委員会の事務局として、契約・モニタリング対応を担当し、治験協力者（CRC）が所属する組織となった。当初は製薬会社からの依頼治験の支援業務が主だったが、2003年のGCP改正で医師主導治験が整備された他、臨床研究の倫理指針整備とともに臨床研究（医師主導臨床研究）の支援体制の必要性が医療現場から高まるととともに国も治験および臨床研究を推進し

た。このような背景の下、治験事務局から臨床研究も支援するセンター組織に改組発展する動きが顕著となった。2014年以降、人を対象とする医学系研究の倫理指針の施行、医療法に基づく臨床研究中核病院の制度化、臨床研究法などアカデミア発の創薬推進およびSociety5.0（IoT基盤の医療分野への活用）が注目される。

人対象研究倫理指針、臨床研究法

磯　部　　　哲

はじめに

　わが国には、人を対象とする医学系研究を広く包摂して規制する法律はない。法令としては、医薬品の製造販売承認を受けるための治験（医師主導治験を含む）に関する薬機法・省令GCP等がある他、クローン技術規制法・特定胚指針、再生医療法等、一部の領域に個別法令があるのみであり、「臨床研究法」（平成29年法律第16号）はその一つである。

　他方で、ヒトゲノム・遺伝子解析研究に関する倫理指針の制定（平成13年）以降、研究の種類ごとに各種倫理指針が多く存在するのがわが国の特徴である。平成14年制定の疫学研究に関する倫理指針（平成19年文部科学省・厚生労働省告示第1号）、平成15年制定の臨床研究に関する倫理指針（平成20年厚生労働省告示第415号）もそうした例の一つであったが、両指針の適用対象となる研究の多様化、適用範囲のわかりにくさ等の指摘を受け、両指針を統合して、広く「人を対象とする医学系研究」を適用領域とする一般法的な意味合いを有するものとして、「人を対象とする医学系研究に関する倫理指針」（平成26年文部科学省・厚生労働省告示第3号）が制定された。その後、平成29年の一部改正を経て、現在、ゲノム指針との統合が検討されている。

1　人を対象とする医学系研究に関する倫理指針

⑴　指針の目的と概要

　人を対象とする医学系研究に関する倫理指針（以下、「本指針」という。）では、「人（試料・情報を含む。）を対象として、傷病の成因（健康に関する様々な事象の頻度及び分布並びにそれらに影響を与える要因を含む。）及び病態の理解並びに傷病の予防方法並びに医療における診断方法及び治療方法

の改善又は有効性の検証を通じて、国民の健康の保持増進又は患者の傷病からの回復若しくは生活の質の向上に資する知識を得ることを目的として実施される活動（第2(1)）」を「人を対象とする医学系研究」と定義した上で、「人間の尊厳及び人権が守られ、研究の適正な推進が図られるようにする」目的から、①社会的及び学術的な意義を有する研究の実施、②研究分野の特性に応じた科学的合理性の確保、③研究対象者への負担並びに予測されるリスク及び利益の総合的評価、④独立かつ公正な立場に立った倫理審査委員会による審査、⑤事前の十分な説明及び研究対象者の自由意思による同意、⑥社会的に弱い立場にある者への特別な配慮、⑦個人情報等の保護、⑧研究の質及び透明性の確保の8点を基本方針として定めている。

　本指針の主な内容としては、研究者等・研究責任者・研究機関の長の責務や研究計画書の記載事項等を定め、研究実施に際して倫理審査委員会の承認（同委員会委員に外部者・非科学者が入っていること、研究の進行・結果を倫理審査委に報告すること等）やインフォームド・コンセント取得（研究参加の自由意思等）などの要件充足を求め、研究参加の無償性、個人情報の保護、研究の信頼性確保（利益相反管理、モニタリング及び監査等）などへの対応を求めているのであるが、本指針の基本的な仕組みを理解するべく、以下いくつかのポイントにつき解説しておきたい。

(2)　介入と侵襲

　本指針の基本構造として、「介入」の有無と「侵襲」の程度（侵襲がないもの、軽微な侵襲にとどまるもの、軽微な侵襲を超える侵襲があるもの、の3段階に分けられる）によって規制の要件が異なってくる。

　介入とは、「研究目的で、人の健康に関する様々な事象に影響を与える要因（健康の保持増進につながる行動及び医療における傷病の予防、診断又は治療のための投薬、検査等を含む。）の有無又は程度を制御する行為（通常の診療を超える医療行為であって、研究目的で実施するものを含む。）」（第2(3)）と定義され、例えばランダム割り付けのように研究対象者が自らの治療法を選べなくなる状態に置かれることもこれに該当する。侵襲とは、「研究目的で行われる、穿刺、切開、薬物投与、放射線照射、心的外傷に触れる

質問等によって、研究対象者の身体又は精神に傷害又は負担が生じること」（第2(2)）を指し、単なるリスク（「実際に生じるか否かが不確定な危害の可能性〔例えば、研究目的の薬物投与によって有害事象を生じるリスクなど〕」、本指針ガイダンス参照）は含まない。

本指針は、研究の性格（介入／侵襲の有無）に応じてIC取得や倫理審査、その他の研究の信頼性確保のための対応等にグラデーションをつけるという構造を採用することで、被験者保護と研究の公正確保、研究者の手続的負担の軽減等をバランスよく配慮しようとしている。

(3) 倫理審査等

介入や侵襲の有無によって、例えば侵襲なしの場合にはICも文書同意は必須でなくなる、侵襲なし又は軽微な侵襲で非介入であれば倫理審査も迅速審査が可能となる、非介入研究であれば（侵襲の有無にかかわらず）公開データベースへの登録は不要となる、侵襲なし又は軽微な侵襲であれば（介入研究であっても）記録の保存やモニタリング・監査は不要である、といった具合に、規制の内容・態様が異なってくるので、両概念を混同しないよう、定義規定、ガイダンス等の説明をよく理解する必要がある。

本指針に基づき倫理審査が必要な研究であっても、迅速審査が可能な場合がある。他の倫理審査委員会ですでに承認済みの多施設共同研究、研究計画書の「軽微な変更」、侵襲なしの非介入研究、軽微な侵襲ありの非介入研究などである。

医薬品や医療機器を用いた臨床試験は通常、介入あり・侵襲ありに分類され、係る場合には、臨床試験の登録・公開、健康被害への補償、有害事象報告、利益相反管理、研究データの保存、モニタリング・監査等の対応も求められることになる。他方、残余検体や診療情報を用いた研究では、生体試料の利用を含む研究か、情報のみを用いる研究かによって規制態様が異なり、前者の血液や細胞を用いるような研究については原則として同意を要することとなる。

⑷　インフォームド・コンセント

　ICについて整理すれば、研究の類型に応じて、文書同意、口頭同意＋記録作成、情報公開＋拒否権の保障（オプトアウト）の３種類が規定され、文書または口頭で個別に同意を取得する場合における説明事項が詳細に規定されている。診療上必然性のない投薬や採血等をともなう侵襲ありの研究では文書同意が必須となる、試料を採取する際に侵襲がなかったり既存試料を用いたりする研究の場合には口頭同意＋記録作成、無記名のアンケート調査や自機関のカルテ・画像等の診療情報のみを利用するなど侵襲も介入もない研究の場合には情報公開＋拒否権の保障（オプトアウト）で実施可能、といった具合である。また、通常の同意が得られない特殊なケース（バイオバンク等の包括的な同意の場合、救急医療のように通常の同意取得が免除される場合、悉皆調査などで同意取得が簡易化される場合、代諾の場合等）についても例外規定が置かれている。

2　臨床研究法

⑴　ディオバン事件と臨床研究法の成立

　いわゆるディオバン事件では、高血圧症治療薬を製造販売する会社の社員が、当該医薬品を用いた医師主導臨床研究に統計解析者として関与し、データ解析作業を担っていたにもかかわらず（製薬企業による労務提供の妥当性、データ解析に係る専門家不足）、それが一見して明らかでなかった点（利益相反の管理・適切な開示のあり方）、一連の研究においてデータが人為的に操作され（研究不正、データの管理・信頼性確保）、客観的データを装いつつ同社の販売促進を利する結果となった点（広告資材づくりと臨床研究の関係、虚偽・誇大広告）、また、そもそも同研究が同社の資金提供に大きく依存していた点（製薬企業による資金提供の支援方法のあり方、透明性の確保）等、様々な問題点が指摘された。

　同事件はその後、薬事法違反の刑事事件として立件された。東京地判平成29年３月16日（LEX／DB25448656）、東京高判平成30年11月19日（LEX／DB

25562337）はいずれも薬事法違反事件としては無罪を言い渡したが（詳細は本書Ⅲ④「臨床研究法と創薬、利益相反」ほか、後掲・磯部なども参照）、研究不正を認めなかったわけではなく、いずれの判決も、研究者に故意に虚偽の情報を提供し、それに基づいた学術論文を作成、発表させるような行為は、その弊害に鑑みて何らかの規制をする必要性を示唆していた。さらに、刑事裁判に先立つ各関係機関等による調査の限界も垣間見え、係る事案が生じた場合の原因究明・責任追及のための実効的な仕組みのあり方も問われた。また、そもそもの「日本における臨床研究をめぐる制度的基盤の脆弱さ」（井上悠輔「臨床研究における不正と医師の『誠実さ』」年報医事法学29号（2014年）196頁以下〔199頁〕）を指摘する声もあり、海外の事例も参考に臨床研究に対する規制のあり方についても議論がなされ、「臨床研究法」（以下、「本法」という。）が平成29年4月14日に公布され、平成30年4月1日に施行された。

　本法は、「臨床研究の実施の手続、認定臨床研究審査委員会による審査意見業務の適切な実施のための措置、臨床研究に関する資金等の提供に関する情報の公表の制度等を定めることにより、臨床研究の対象者をはじめとする国民の臨床研究に対する信頼の確保を図ることを通じてその実施を推進し、もって保健衛生の向上に寄与することを目的とする。」（第1条）。その上で、「医薬品等を人に対して用いることにより、当該医薬品等の有効性又は安全性を明らかにする研究」（治験その他厚労省令で定めるものを除く）を「臨床研究」と定義し（第2条第1項）、そのうちさらに、第2条第2項で定められたものを「特定臨床研究」（同項1号：薬機法における未承認・適応外の医薬品等の臨床研究、同項2号：製薬企業等から資金提供を受けて実施される当該製薬企業等の医薬品等の臨床研究）と位置づけ、特定臨床研究を実施する者に対して、①モニタリング・監査の実施、利益相反の管理等の実施基準の遵守及びインフォームド・コンセントの取得、個人情報の保護、記録の保存等の義務付け、②実施計画による実施の適否等について、厚生労働大臣の認定を受けた認定臨床研究審査委員会（以下、「認定委員会」という。）の意見を聴いた上で、厚生労働大臣に提出することの義務づけなどを求めている。なお、③特定臨床研究以外の臨床研究を実施する者に対しては、①の

実施基準等の遵守及び②の認定委員会への意見聴取について努力義務と位置づけている。

(2)　特定臨床研究の規制

　本法の特徴として次の点を指摘できるであろう。

　治験のような未承認・適応外の医薬品使用などであれば、未知のリスクから被験者の生命・身体を保護するという観点から、事前審査の手続で公権力が介入する余地はあろう（再生医療法も同様の側面がある）。特定臨床研究のうち２号相当の未承認・適応外の医薬品使用であれば、未知のリスクから被験者の生命・身体を保護するという観点で法的に正当化されやすいといえるであろうが、本法の特徴は企業資金を用いて当該企業の製品を評価する特定臨床研究（１号）をも規制対象とした点にある。被験者へのリスクは日常診療と同等程度にとどまる研究も含まれるのであって、係る場合には、他者のために身体・精神を利用される被験者を保護するという発想ではなく、身体的リスクを（まったく）伴わない研究であっても「社会的リスク」（"医療現場への悪影響"及びその結果がもたらす公衆衛生的な影響）の観点から、法の規制対象としている点が目新しいと言えよう。

　このほか本法では、重篤な疾病等が発生した場合の報告（特定臨床研究を実施する者に対して、特定臨床研究に起因すると疑われる疾病等が発生した場合、認定委員会に報告して意見を聴くとともに、厚生労働大臣にも報告することを義務付け）、実施基準違反に対する指導・監督権限（厚生労働大臣は改善命令を行い、これに従わない場合には特定臨床研究の停止等を命じること、保健衛生上の危害の発生・拡大防止のために必要な場合には、改善命令を経ることなく特定臨床研究の停止等を命じることができる）、製薬企業等の講ずべき措置（当該製薬企業等の医薬品等の臨床研究に対して資金を提供する際の契約の締結を義務づけ、係る臨床研究に関する資金提供の情報等の公表を義務づけ）などを定めている。

(3)　臨床研究法の基本構造

　さらに、注目すべきなのは、本法の基本構造が従来の倫理指針と大きく異

なる点であろう。

　すなわち、従来の倫理指針の多くは、研究者の所属する組織の責任者（研究機関の長）に多くの責任を負わせており、長は、諮問機関としての倫理審査委員会を設置し、研究者は長に対して研究実施許可の申請を行い、申請を受けた長が実施許可に先立って倫理審査委員会に諮問をするという流れであった。これに対して、本法では、特定臨床研究については、各医療機関で研究を統括する「研究責任医師」が法的な責任主体となり、研究責任医師が特定臨床研究を実施する際には、認定委員会で研究計画の審査を受け、研究計画の概要を厚生労働大臣に提出しなければならないという仕組みが採用されている。罰則も研究責任医師に直接科せられる。認定委員会での審査に先立ち、機関の長に何らかの申請を行う必要はなく（施行規則では研究実施に際して長の承認を得ることが定められているが、そのタイミングは認定委員会での審査が終了した後のことである）、これによって、多施設共同研究であっても、１回審査が事実上義務づけられた点も重要である（従来は「一括した審査」という形で集約化は可能ではあったが、参加機関が自機関での倫理審査をしようとした場合にはそれを止めることはできなかった）。また、研究責任医師が従うべき「臨床研究実施基準」が臨床研究法施行規則第９～第38条に定められている。主な内容は治験や臨床試験に関する従来のものと実質的に同様であるが、有害事象報告が疾病等報告となっている、抗がん剤を用いた臨床研究でも加入可能な補償保険が商品化されている点、利益相反管理のプロセス等、一部異なる点に注意を要する。臨床研究の実施プロセスは絶えず大きく変化していると言い得るのであり、本法の運用を踏まえ、今後同様の変化が他の領域にも及ぶ可能性があろう。

結びに代えて

　以上、人を対象とする医学系研究に関する倫理指針、臨床研究法の基本構造を中心に簡単な解説を加えてきた。いずれにしても複雑な内容を持つ両ルールである。そうした中、本法が採用した「臨床研究」の概念については、従来の観察研究概念との異同等について疑義が呈され、そうした疑義を払

しょくするべく、本法制定後１年以内に６次にわたるＱ＆Ａと１つの事例集が発布され、次第に規制の内包が煮詰まっていったのであった。係る経緯の適否等も含め、本来詳細に論ずべき論点は数多く、本稿の内容は必ずしも網羅的でない点にご注意いただきたい。

　他方で、本指針は現在、ヒトゲノム・遺伝子解析研究倫理指針改正のタイミングで、同指針との統合化も含め必要な見直しがなされる予定であるし、本法についても、同法附則第２条において、施行後５年以内の一般的な見直し規定（第２項）に加え、「政府は、この法律の施行後二年以内に、先端的な科学技術を用いる医療行為その他の必ずしも十分な科学的知見が得られていない医療行為についてその有効性及び安全性を検証するための措置について検討を加え、その結果に基づき、法制上の措置その他の必要な措置を講ずるものとする」こと（第１項）が定められており、近い将来、さらなる改革が見込まれている。附則第１項との関連では、いわゆる「未確立の介入un-proven innovation」の取り扱いなどが議論される可能性もあるであろう。医学研究を取り巻く状況は日々刻刻、日進月歩のはずであり、それに対する規制状況も絶えず見直しを要する状況にある。関係者には規制状況に関する情報も適時適切にアップデートする努力が必要不可欠といえよう。

【参考文献】
・米村滋人『医事法講義』（日本評論社、2016年）327頁以下
・田代志門「臨床研究法は臨床研究をどう変えるか」癌と化学療法45巻７号（2018年７月）1011-1016頁
・一家綱邦＝高野忠夫＝磯部哲＝井上悠輔「ワークショップ臨床研究法」年報医事法学33号（2018年８月）85-94頁
・磯部哲「研究への企業の関与と利益相反―ディオバン事案」井上悠輔＝一家綱邦編著『医学研究・臨床試験の倫理―わが国の事例に学ぶ』（日本評論社、2018年９月）237-256頁
・一家綱邦「（解説）臨床研究法は何を規制する法律なのか―医学研究を法で規制することの難しさの経過観察報告―」腫瘍内科23巻２号（2019年２月）143-149頁

臨床研究法と創薬、利益相反

井　上　悠　輔

はじめに

　臨床研究法の成立の背景の一つには、医薬品試験をめぐる製薬企業と複数大学の研究者との不透明な役割分担およびデータ不正が問われた事件の存在がある。創薬研究において産学連携が不可欠であることは論を俟たないが、両者の関係のあり方を考える上で、「利益相反」をめぐる議論も回避しがたい課題である。

1　創薬と利益相反

　「利益相反」はconflict of interestに充てた訳語とされる。医療・医学の文脈では、医療者・研究者としての本来の責務の忠実な遂行（例えば患者の治療、公正な研究の推進と誠実な報告、将来を担う医療者の育成）に影響を及ぼす「利害関心」が存在する状況を指す。端的にいえば、こうした職務の遂行を脅かすような誘因や圧力が存在することであり、以下、医療者・研究者自身やその近親者の有する個人的な利害関係に起因して、研究活動の進行や結果に影響が生じる状況を中心に取り上げる（このほか、所属機関・団体自体が、外部との利害関係により意思決定やその運営方針が影響を受ける状況を指して、組織利益相反ということがある）。

　典型的な影響の事例として、研究テーマの設定や優先づけ、データ解析の実務、研究成果の公開の有無や時期などに、研究資金の提供を行った企業や団体が影響力を行使し、成果の中立性や客観性が歪められたり、被験者・患者保護が軽んじられたりする危険がある状況が指摘されている。例えば、科学的な仮説を検定するための研究・試験の体裁をとりつつ、製品の宣伝材料に有利なデータの取得に関する強い意図を有した寄付や研究連携の事例が報

告されている（seeding trial、種まき試験と称される）。そこでは、テーマ
の設定や試験のデザイン、公表される内容や時期（そもそも公表されるかど
うかも含め）に、資金や労務支援の提供者の意向が強く反映される危険が皆
無ではない。

　なお、「利益相反」というと、こと産学連携の文脈を念頭に議論されるこ
とが多い。ただ、研究者や研究機関の活動に影響を及ぼす要因は産業活動に
とどまるものでは本来ない（例えば、研究者間の利害関係が研究やその評価
に影響することもあるだろうし、公費研究などにおいて資金提供元の省庁が
研究者の判断に影響を及ぼすこともありうるだろう）。他にも製薬企業と患
者団体との利益相反、研究計画を審査する倫理審査委員会委員の利益相反な
どが問題視されているが、本稿では詳述しない。

2　日本における研究開発と利益相反管理

　日本では、1990年代後半より、アメリカの動向なども参考にしつつ、産学
連携活動が国の政策として進められてきた。1998年には「大学等技術移転促
進法」（いわゆるTLO法）が成立し、大学などから生じた研究成果の産業界
への移転を促進するために、技術移転に関する各種事業の展開を国が支援す
ることが示された。また、2000年の人事院規則改正によって、「研究成果活
用企業役員兼業」が解禁された。これは当時、公務員であった国立大学研究
者の企業役員兼業を可能とするものであった。ただ、その条件として「公務
の公正性及び信頼性の確保に支障が生じないこと」「その職員の占めている
官職と当該営利企業との間に特別な利害関係又はその発生のおそれがないこ
と」「職務の遂行に支障がないこと」が示されている点は、今日の利益相反
の観点からも興味深い。この他にも、産業活力再生特別措置法(1999年、「日
本版バイ・ドール法」とも）、産業技術力許可法（2000年）、知的財産基本法
（2002年）と、産学連携の促進や研究機関による知的財産管理を後押しする
施策が次々と打ち出された。これら一連の動きは、科学技術基本法を根拠と
して日本の科学技術振興の基本方針を示す「科学技術基本計画」にも如実に
表れている。

　一方、大学における不透明な資金管理に絡んだ報道を契機として、利益相反を管理するための具体的なルール作りの必要性の認識が広まった。各大学・教育研究機関の一部には利益相反を自主的に管理する動きがあったが、取り組みが本格化したのは、主に研究助成を行う省庁の主導によって利益相反の管理を促す諸文書が公表されてからである。2006年には、文部科学省より「研究者が安心して、自由に質の高い臨床研究を推進することのできる環境の醸成」を目的としてガイドライン（「臨床研究の利益相反ポリシー策定に関するガイドライン」モデル）が示された。2008年には、インフルエンザ治療薬をめぐる報道を契機に、「公的研究である厚生労働科学研究の公正性、信頼性を確保するためには、利害関係が想定される企業などとの関わり（利益相反）について適正に対応する」目的として、指針が示された（「厚生労働科学研究における利益相反（Conflict of Interest：COI）の管理に関する指針」）。各省庁より示される研究倫理指針にも、被験者保護の観点から利益相反に関する規定を示しているものがある。例えば、「人を対象とする医学系研究に関する倫理指針」（2014年、文部科学省・厚生労働省）は、研究計画に参加する研究者が有する利益相反についての研究責任者による把握、研究対象者への説明を求めている。薬機法に基づいて実施される治験では、治験審査委員会の委員構成への配慮が示されている。

　各種研究者団体における動きもある。代表的なものが日本医学会のものであり、ここがその所属する日本の主要医学系学会に向けて、利益相反の管理に関する指針案モデルを提示している（「日本医学会COI管理ガイドライン」）。職業団体としては、日本医師会が、その指針（「医師の職業倫理指針」）において、従来の「医療関係業者との関係」についての規定（「医薬品などの医療資材購入の採否や使用については、業者との個人的利益関係を優先させてはならない」）に、2008年の改定で新たに「臨床研究に係る利益相反」を追加し、「金銭的な利益やその他の関連する利益（地位や利権など）の情報を自己申告により組織内で適切に開示し、臨床研究の実施やその成果の普及・提供を適正に行う」ことを求めている。

　産業界側の動きも注目される。従来、日本の医薬品や医療機器の業界においては、今日的な利益相反としてというより、公正競争の規制の観点から排

除すべき誘引を特定する趣旨で、国の監督のもと、各業界組織の取り組みが先行してきた。医薬品では、医療用医薬品製造販売業公正取引協議会による「医療用医薬品製造販売業公正競争規約」がある。規約はそれぞれの業界団体より策定されるが、一方で法的手順にのっとって国（公正取引委員会、後に消費者庁が加わる）の認定を受けるという特徴を有している。しかし、特定の医療品の使用に関係する景品の提供や、機器の購入にともなう「手術立ち会い」などの診療補助の問題は、こうした枠組みができた後も度々指摘されてきた。2011年には、日本製薬工業協会は「企業活動と医療機関等の関係の透明性ガイドライン」を採択し、資金提供に関する情報公開を会員企業に呼びかけている。

3　臨床研究法における「利益相反管理」

　臨床研究法は、利益相反の管理の対象となる関係性は、「特定臨床研究に用いる医薬品等の製造販売をし、又はしようとする医薬品等製造販売業者及びその特殊関係者の当該特定臨床研究に対する関与」（以下、関与）と表現する。具体的には、「医薬品等製造販売業者等による研究資金等の提供その他の関与」「研究に従事する者（当該研究責任医師、研究分担医師及び統計的な解析を行うことに責任を有する者に限る。）及び研究計画書に記載されている者であって、当該臨床研究を実施することによって利益を得ることが明白な者への寄附金、原稿執筆及び講演その他の業務に対する報酬の提供その他の関与」がその内容とされる（臨床研究法施行規則第21条）。「その他の関与」の範囲は明確でないが、例えば、厚生労働省が示す「臨床研究法における利益相反管理ガイダンス」によれば、こうした医薬品等製造販売業者等からデータ管理、モニタリング、統計・解析又は監査に関する役務の提供（無償の場合も含む）を受ける場合にも言及がある。

　医薬品等製造販売業者等には、研究資金等の提供に関する情報等の公表が求められる（同法第33条）。一方、医師をはじめとする研究の実施者も多くの手順が求められる。

　まず、特定臨床研究を実施する者は、当該特定臨床研究の対象者に対して

あらかじめ行う説明において、「医薬品等製造販売業者又はその特殊関係者から研究資金等の提供を受けて実施する場合」において、上記の「関与」に関する説明をすることが規定されている（同法第9条、第32条、同施行規則第46条）。

　ただ、こうした被験者の募集に至る前に、それぞれの計画における「関与」が適切に管理されているか、「臨床研究審査委員会」に先行して各医療機関（実施医療機関の管理者又は所属機関の長）が主体となって「確認」する段階が入る。そこでは、「利益相反管理基準」「利益相反管理計画」（以下、それぞれ「管理基準」「管理計画」）に特徴づけられる、一連の手続きが存在する（以下の①～④）。まず、「管理基準」は、研究責任医師が上記のような「関与」についての適切な取り扱いの基準を定めることとなっている（①）。このように研究責任医師が設定した「管理基準」を「実施医療機関の管理者又は所属機関の長」は「確認」して、その結果を記載した報告書（助言、勧告その他の措置が必要な場合にあっては、当該措置の内容を含む）を研究責任医師に戻す（②）。このように利益相反管理については、上記の臨床研究審査委員会の有り様とは対照的に、所属機関による管理が前面に出る点が特徴である。研究責任医師は、この報告書の内容も踏まえ、上記の「関与」についての適切な取扱いの方法を具体的に定めた「管理計画」を作成し（③）、「管理基準」と共に、認定臨床研究審査委員会の意見を聴くこととなっている（④）。なお、多施設共同研究として実施する場合には、「研究代表医師」が作成した実施基準をもとに、「関与」について各機関で「確認」がなされることになる。

　研究の実施者が、医薬品等製造販売業者等と締結する特定臨床研究についての研究資金等の提供に関する契約においては、こうした「利益相反管理基準」「利益相反管理計画」が含まれる必要がある。研究開始後、研究責任医師は、これら「管理基準」「管理計画」に基づいて、「関与」を適切に管理しなければならない。

　一方、こうした手続き面での議論とは別に、実務的には「適切な管理」（同施行規則第21条）の一環としての、利害関係者による研究への参画範囲のあり方が論点になりうる。この議論は、先述の「臨床研究法における利益相反

管理ガイダンス」の中の「利益相反管理基準」において、以下のような「原則」と「例外」として示されている。まず、以下のような関係を医薬品等製造販売業者等との間で有している場合、その医師は研究責任医師から外れることが原則とされる。すなわち、研究対象の製品の製造販売元の企業との関係において、「その企業の寄附講座に属し、給与を得ている場合」「その企業から年間合計250万円以上の利益」「その企業の役員に就任」「その企業の一定割合以上の株式保有」の場合、研究対象の製品との関係において、当該製品に関係する特許権を保有、あるいは出願中である場合が挙げられている。一方、これには例外もあり、研究期間中に監査を受けることで、一部（データ管理、モニタリングおよび統計・解析に関与する業務）を除いて、これらの活動への参画が可能になる、ともされる。その他、近親者や研究分担医師についても原則と例外が示されている。

　同様にこうした企業側の関係者が研究に参画する場合の制約も規定されている。本研究と関わりのある医薬品等製造販売業者等側の研究者が参画する場合、原則として被験者のリクルートおよびデータ管理、モニタリング、統計解析に関与する業務から外れることが原則とされる。ただし、企業等の研究者をデータ管理、統計解析に関与する業務に関与させる必要がある場合には、研究期間中に監査を受けることで例外が認められるともされる（その場合でも効果安全性評価委員会への参画は許されない）。

4　「利益相反管理」の位置づけ

　利益相反の存在自体は不正ではなく、既存のルールに触れない限り、利害関係自体が倫理的にとがめられることではない。ただ、不透明な関係や不正への懸念の高まり、そしてその一部が実際に不正の背景となりうる危険性があることを踏まえ、一定の基準に基づいて日常的に管理する必要性が近年強調されるようになった。臨床研究法はその目的規定において「臨床研究の対象者をはじめとする国民の臨床研究に対する信頼の確保」（同法第1条）に言及している。

　このような状況への対応の一つとして、研究者が自身の利益関係につい

て、研究計画書や研究対象者候補への説明段階で、自主的に説明し、また疑いへの反論をする機会を提供することが求められるようになった。これは、アメリカ医学校協会が示した「反証可能な推定」にもとづく措置を参考にしたものであり、外部との経済的関係により研究が支配、影響されるとの「推定」に対して研究者に反論・反証の機会を提供するものである。具体的な基準をどう設定するかは常に課題であるが、臨床研究法の一連の規定はこれを形どおりにはこなそうとしているように見える。

　一方、こうした自己申告に依拠した仕組みは、問題を認識した研究者自身の主体的な取り組みを前提とするものであり、その効果の限界を指摘する声もある。例えば、情報源が自己申告だけでは、情報の透明性が確保されず、恣意的な隠ぺいを排除できないとする主張である。アメリカ法におけるサンシャイン条項は、医師や関連機関が業界から得た一定額以上の資金・物品の供与をほぼ自動的に公開する仕組みを規定する。また、上記の臨床研究の手続きは、あくまで形式基準であり、一人一人の判断や行為の抑止になるとは限らない。一定の利害関係を有する者には特定の活動への参画を一律認めないとする（ゼロ・トレランス）、やや悲観的ともいえる基準が現に一部の医学系雑誌の編集方針として採用される動きがあることにも注意が必要である。いずれにせよ、臨床研究法が、その目的と手段の適切なバランスのもとに創薬研究を律しているといえるか、継続的な検証が必要であるだろう。

【参考文献】
　・一家綱邦、高野忠夫、磯部哲、井上悠輔「ワークショップ臨床研究法」年報医事法学33号（2018年9月）、85-94頁。
　・井上悠輔・一家綱邦編著『医学研究・臨床試験の倫理　わが国の事例に学ぶ』（日本評論社、2018年）
　・井上悠輔　臨床現場での研究と被験者保護　近年の法制化と残された課題（医療と法の潮流を読む10）病院77巻3号（2018年3月）75-80頁。
　・笹栗俊之、武藤香織編著『医学研究（シリーズ生命倫理学）』（丸善出版、2012年）

ゲノム指針と創薬研究　ゲノム解析の倫理的問題

野　崎　亜紀子

はじめに

　平成15（2003）年ヒトゲノムの全塩基配列の解読が完了しヒトゲノムの構造が解明された。その後のポスト・ゲノム時代においては、次世代高速シークエンサーが普及し、それにともない個人のゲノム解析が急速に進んでいる。個のゲノム情報の解析が、疾患機序の解明、疾患予防、治療法の開発、新薬の開発に接続する時代、すなわちパーソナル・ゲノム時代の到来である。個のゲノム解析スピードは加速度的に上がり、解析にかかる費用の下落は進んでいる。これらゲノム解析技術の進展とパーソナルゲノム医療との接続は、一方で人類の、また個人の健康や福祉の発展と、新たな産業育成に直結する。他方で、個人の尊重および人格的自律の保護に対する懸念も大きい。

　ヒトゲノム・遺伝子解析研究に対しては、早い段階から倫理的・法的・社会的問題（Ethical Legal Social Issues／ELSI）が指摘され、一定の規律の下に置くべきであるという考え方が社会に共有された。「遺伝子解析研究に付随する倫理問題等に対応するための指針（2000）」の策定以後、現行の「ヒトゲノム・遺伝子解析研究に関する倫理指針（以下、ゲノム指針）」に至るまで、この分野の研究においては、行政指針という形式によって主に規律される現状にある。

　以下、創薬という視角をもって、現行指針に至るまでの経緯、その概要、課題および今後の展望について論じる。

1　経緯と現状

　現行のゲノム指針は、平成29（2017）年2月、一部改正されている。同改正は、個人情報保護法改正にともなう対応を主たる要請として、「人を対象

とする医学系研究に関する倫理指針」の改正とともに行われた。

　我が国最初のヒトゲノム・遺伝子解析研究への規律は「遺伝子解析研究に付随する倫理問題等に対応するための指針（ミレニアム指針）（2000）」である。本指針はミレニアム・ゲノム・プロジェクトを対象とした指針であり、その後展開が予想されるヒトゲノム・遺伝子解析研究の展開に向けた規律としては、同年、科学技術会議生命倫理委員会によって「ヒトゲノム研究に関する基本原則（2000）」が策定された。本基本原則は、インフォームド・コンセント（I.C.）の不可欠性、個人情報保護、遺伝性疾患への配慮といった「研究試料提供者の権利保護」、研究の適正性等を審査する倫理委員会組織およびその審査の透明性といった「研究の基本的実施要件」、また社会に対する教育および情報提供の重要性等の「社会との関係」のあり方といった原則を提示しており、この理念は現行のゲノム指針の根幹であり続けている。

2　ゲノム指針の基本的考え方

　ゲノム指針は、「ヒトゲノム研究に関する基本原則（2000）」の下、ヒトゲノム・遺伝子情報の特性にともなうその解析研究の特色を踏まえ、人間の尊厳および人権の尊重とともに、社会の理解と協力を得た上で研究の適正な推進を図るという目的に基づき策定されている。指針の適用範囲に明示されるように、ゲノム情報を用いた研究の中でも特に、ELSIとして懸念されることは、「提供者の個体を形成する細胞に共通して存在し、その子孫に受け継がれ得るヒトゲノムおよび遺伝情報を用いる研究」、つまりは（体細胞ではなく）生殖細胞系列に対するヒトゲノム・遺伝子解析をともなう研究に対する懸念である。生殖細胞系列の遺伝情報には、①情報内容の唯一の固有性による個人の同定可能性、②遺伝疾患発病の予測可能性、および③親族血縁間における遺伝情報の共有性、といった特性がある。ゲノム・遺伝子解析をともなう研究の実施に際しては、上記の特性にともなう情報提供者等関係当事者らが被るかもしれない社会的不利益の重大さ等に鑑みて、それ以外の臨床情報を用いる研究以上に、プライバシー保護が要請される。この場合のプライバシー保護は、情報保護にとどまらない内容を含み、また情報提供者であ

る個人にとどまらない血縁関係にある親族等のプライバシー保護等をも含む
ことが要請される。

　こうした懸念からも明らかなように、ゲノム指針の適用範囲は生殖細胞系
列のヒトゲノムおよび遺伝子の構造または機能を明らかにしようとする研究
とされている。体細胞系列についてその変異を対象とする研究、遺伝子の発
現に関する研究等については、指針の趣旨を踏まえた適切な対応が望まれる
としつつも、原則として指針適用外とされる。

3　ゲノム創薬研究とELSI

　バイオ医薬品等の開発、ファーマコゲノミクスの展開著しい現代ゲノム創
薬の時代に至り、医薬品のイメージは多様化ないし転換しつつある。化学合
成によって作られるマスかつ均質なものとしての医薬品から、生物学的に生
成される、あるいは個々の生体の状況に対応した医薬品へ、という転換（な
いし多様化）である。その最前線に、個々の遺伝子情報提供者の情報を起点
とするゲノム創薬があり、テーラーメイド医療がある。これは、社会に大量
に流通する“もの”の品質、有効性及び安全性の確保という観点から捉えら
れる医薬品から、固有性、特定の遺伝性疾患発病の予測可能性、何らかの遺
伝子的特性に対応する医薬品へ、という転換（多様化）を意味している。そ
うである以上ゲノム創薬領域では、従来の創薬のあり方にとどまらない、新
たなELSIに向き合いつつ創薬に向けた研究・医療実践を進めるための検討
の枠組みおよび制度設計が要請されるのである。

　パーソナル・ゲノム時代の到来が予見される初期段階から、情報提供者に
対する解析結果のフィードバックに関してELSIが指摘されてきた。具体的
には、治療不可能な遺伝性疾患に関わる遺伝子変異等の内容を含む情報につ
いての知る権利、知らないでいる権利問題、大量のヒトゲノム情報の解析が
可能となることで本来の研究とは無関係な遺伝性疾患がわかってしまうケー
ス、いわゆる偶発的／二次的所見の取り扱い問題、さらには情報提供者本人
にとどまらない血縁関係にある親族へのフィードバックの問題等が指摘され
る。この問題については諸外国の動向を踏まえつつ、検討が進められてきて

おり、現行指針では、提供者が自らの遺伝情報の開示を希望している場合には、原則開示とすべきことを明確にしている（なお一定の条件下では全部又は一部を開示しないことができる）。その他にも遺伝カウンセリング体制の整備問題等が挙げられる。

　さらにますます現実化する個別化医療の開発にともない、新たな創薬開発の発展に向けて現行のゲノム指針上ではELSIに十分に対応し得ない可能性が生じている。現時点で論点化されている代表的な点について、ここで示しておく。

　第一の点は、研究・解析対象の限定の難しさにかかる問題である。すでに一人の全ゲノム解析の急速な高速化と低コスト化（2019年現在、解析にかかる日数は1日程度、価格は800ドル（2020年代には300ドル程度になることが予測される））が進んでいる[*1]。こうした状況を前提として、例えば癌研究を考えてみよう。癌は複数の遺伝子の異常によって発生するとされているが、癌組織遺伝子は後天的な遺伝子異常であって子孫に継受されず、したがってこの遺伝子変異の解析研究は指針対象外である。しかし、遺伝性癌の病巣に特異的に見られる遺伝子変異の解析研究が進む現在、癌組織遺伝子解析研究は結果的に生殖細胞系列の研究と同様のELSIを孕むことになる。

　第二に、現行ゲノム指針では診療上のゲノム解析は指針の対象外とされる点である。医療・研究機関において、癌治療の一環としての外科手術によって摘出された癌組織の遺伝子解析および遺伝子発現の解析と集積等が実施されており、これは患者個々人の個別化医療および予防・発症前治療を目的として行われている[*2]。診療と研究とが密接に結びつくこの領域においては、研究か診療かという線引きをすることなくプライバシー等への配慮が要請される。

　第三の点は匿名化の問題である。今日ゲノム創薬を進めるに当たりゲノムバンク事業は不可欠な仕組みといえよう。バンクという性質上、事後如何な

---

*1　科学技術・学術審議会　研究計画・評価分科会ライフサイエンス委員会（第89回）資料3-1（JST-CRDS　島津フェロー　説明資料）平成30年7月23日開催。
*2　静岡県立静岡がんセンターHOPE研究を参照。https://www.scchr.jp/project-hope.html

る研究等に利用されるかについては、情報提供時に確定しない（それこそが
バンク事業の核心である）。したがって提供者との間でのI.C.のあり方、匿名
性問題がELSIとして検討されてきた。これらの検討および創薬の社会的利
益についての検討を踏まえて現行ゲノム指針は、匿名性概念を、連結可能・
不可能の如何を問わず特定個人の識別性を規準とした匿名性概念へと修正を
した上で、2013年改正で導入した個人情報に戻ることのできる形（対応表を
残した形式）で個人情報を第三者機関に提供（分譲）することを可能とする
姿勢を維持した。このことによって、分子疫学コホート研究をはじめ、ゲノ
ム創薬の展開を支える制度枠組が構想された、ということもできよう。しか
し、個人の全ゲノム解析が進む現状にあって、提供資料の解析結果自体から
提供者およびその血縁関係にある親族が結びつけられ得る可能性、あるいは
それにとどまらず提供者の属性にともなう集団等に影響が及ぶ可能性もまた
指摘される*3。こうした状況を踏まえて、果たして匿名化という規準を用い
て情報提供者をはじめとする当事者等のプライバシーが保護され得るのかど
うかが問われる。

おわりに

　オーダーメイド医療の開発に向けたゲノム創薬研究は、医療および創薬の
新たな段階へと接続し、国境を越えて展開している。そしてそれは、ゲノム
創薬の進展に大きな影響を及ぼす医療機器等の開発にともなう研究および医

＊3　1000 Genomes Project: Developing a Research Resource for Studies of Human Ge-
netic Variation. CONSENT TO PARTICIPAT. 特に7. What are the risks of participat-
ing?
http://www.internationalgenome.org/sites/1000genomes.org/files/docs/Informed%20
Consent%20Form%20Template.pdf, 及びEthical considerations for investigators pro-
posing samples for inclusion in the 1000 Genomes Project. 特に7. Beyond individual in-
formed consent: Considering the appropriateness of community engagement/consulta-
tion.
http://www.internationalgenome.org/sites/1000genomes.org/files/docs/Informed%20
Consent%20Background%20Document.pdfを参照。

療実践の状況変化とともに、プライバシーの保護のあり方然り、解析研究と遺伝子発現に関する研究との異同然り、創薬研究を支える規律のあり方について、既存の視角の再考を喚起する。

　研究対象者の保護を前提として、創薬研究を促進する、両者を如何に統合的に捉える視角を醸成し得るか、が問われている。

【追記】

　本稿執筆後、わが国ではがんゲノム医療の一環として行われる「がん遺伝子パネル検査」について、その一部が保険診療化された（2019年6月）。この検査を通じて得られた情報は集約され（がんゲノム情報管理センター（C-CAT））、今後の創薬・研究に向けた利活用が目指されている。

【参考文献】
・米村滋人編著『生命科学と法の近未来』（信山社、2018年）（特に、森崎隆幸「第9章　生命科学研究・先端医療の実際的課題―ゲノム研究規制の今日的課題」）。
・奥田純一郎・深尾立編著『バイオバンクの展開―人間の尊厳と医科学研究―』（上智大学出版、2016年）
・堤正好「「ヒトゲノム・遺伝子解析研究に関する倫理指針」の改正概要」『Organ Biology』VOL. 21 NO. 1. 2014. 9-15頁。
・磯部哲他「テーマ企画―遺伝情報をめぐる問題状況」『慶應法学』第18号（慶應技術大学法科大学院）2011年、1-136頁。
・青木清、町野朔編著『医科学研究の自由と規制　研究倫理指針のあり方』（上智大学出版、2011年）
・町野朔、雨宮浩『バイオバンク構想の法的・倫理的検討』（上智大学出版、2010年）
・白井泰子「ゲノム時代の生命倫理・医療と医学研究の狭間で」『生命倫理』VOL. 13 NO. 1 2003年、63-69頁。

被験者保護とインフォームド・コンセント

手　嶋　　豊

1　医療・研究におけるインフォームド・コンセントの必要性

　医学・医療は現在でも完成されたものでなく、常に進歩を模索しており、医療に医学研究の成果を応用するためには、人を対象とした研究が、最終的には不可欠である。他方で、様々な病に苦しむ人々がいて、残された時間が短い人も少なくなく、研究段階の治療法に希望を託すこともあろう。しかしこうした藁をもつかもうとする弱い立場にある人々が、その立場ゆえに不当な扱いを受けることがあってはならない。

　研究者が医学実験や臨床試験を行う場合、被験者等からインフォームド・コンセント（以下、IC）を取得する必要があることが、今日では広く社会に承認されている。

　医療におけるICは、各人が有する、自己の生命・身体についての最終的な処分に関する自己決定権の観点から認められている。これに対して医学研究でのICは、治療となることが前提である医療と異なる側面があって、被験者の健康状態に問題がない場合での研究参加や、研究に参加しても被験者本人には何ら利益がもたらされない場合もあり、医療以上に被験者の広範囲な同意が必要であると解されている。しかしながら実際になされる予定の処置が、実験的側面があるものの主に治療としてなされるのか、治療の側面があるものの基本的には実験なのか、区別が難しいこともある。

　被験者保護の理念は、ニュールンベルグ綱領、さらにその精神を受け継いだヘルシンキ宣言と続くものであり、被験者の同意がなければ研究を実施することはできないとすることで、被験者の権利を守ることが期待される。この点で被験者からの同意要件は最低限の要請である。

　日本では現在、被験者の同意が不可欠であるとの規律は、各種研究におけ

る個別の諸倫理指針、法律として臨床研究法、医薬品・医療機器に関する医薬品、医療機器等の品質、有効性及び安全性の確保等に関する法律(薬機法。旧・薬事法)等、複数存在する。また、個別に生命身体の被害の前提としての説明義務違反が争われた事例群と、その判例法理がある。これらの規律が対象とする研究の範囲は非常に広く、また、規律がICを求めることで守ろうとする被験者の利益も、生命・身体に関する自己決定保護の場面に限らず、個人情報の保護や利益相反に関する情報提供など、多様である。その結果、提供すべき情報が提供されなかったという場合の法的効果は、当該情報の種類・内容によって異なることになっている。

2 　被験者の同意を得る際に提供が必要な情報の例

　被験者が同意をなし得る前提として、被験者には十分な情報が提供され、被験者はそれを理解した上での同意でなければならないが、その際に提供されるべき情報は、それぞれの規律が目指す場面ごとで異なる。

　例えば、「人を対象とする医学系研究に関する倫理指針(平成29年5月29日一部改訂)」第5章では、研究の実施内容により定められている手続に従って、ICを取得すべきものとし、その際に必要な情報提供についての規定を準備している。そこで原則として説明すべきとされている事項は詳細であり、具体的には、研究の名称・責任者名・機関名など、研究目的・意義、研究方法・期間、研究対象者の選定理由、研究対象者に生じる負担・予測されるリスク・利益、同意を随時撤回可能な旨、研究への不同意・同意撤回が不利益な取扱いを生じない旨、情報公開方法や研究計画書・研究方法に関し資料を入手又は閲覧できる場合があることとその閲覧方法、個人情報等の取扱い、試料・情報の保管・廃棄方法、利益相反状況、相談対応、経済的負担又は謝礼がある場合の内容等、通常診療を超える医療行為を伴う研究における他の治療方法等に関する事項や研究実施後の医療提供に関する事項、健康被害に対する補償の有無・内容、取得試料・情報等が同意取得時点で特定されない研究に用いられる可能性等がある場合にその旨と想定される内容など、が列挙されている。ただし、侵襲をともなわないか又は軽微な侵襲など一定

の要件を満たす場合に、その取得手続きを簡略化することも定められる。研究機関の長は、研究がこの倫理指針に適合していないことが認められたときには、すみやかに倫理審査委員会の意見を聴き必要な対応を行うとともに、不適合の程度が重大であるときは、対応の状況・結果を厚生労働大臣に報告・公表しなければならない（同指針第2章第6）。

　臨床研究法は、特定臨床研究の対象者に対し、その目的及び内容、用いる医薬品等の概要など、厚生労働省令で定めるところにより説明を行い、その同意を得なければならないと定めている（臨床研究法第9条。例外も定める）。薬機法第80条の2が求める治験に際しての基準であるGCP省令（医薬品の臨床試験の実施の基準に関する省令・平成9年）は、第4章第4節において、被験者となるべき者が治験に参加させるときには、予め治験の内容その他の治験に関する事項についてその理解を得るように文書により適切な説明を行い、文書により同意を得ることを求めており（同法第50条）、治験が試験目的であることや方法等の省令で定める各種の情報を、できる限り平易な表現を用いて記載した説明文書を、被験者に交付することを治験責任医師等に義務づけた上（同法第51条）、被験者となるべき者が説明文書の内容を十分に理解した上で、自由な意思決定により、その内容の治験に参加する旨を記載した文書に署名することを、同意の有効要件としている（同法第52条）。ただし、緊急状況下での救命的治験（同法第7条）では、一定の要件が満たされる場合には、被験者となるべき者及び代諾者となるべき者の同意を得ずに治験に参加させることができる旨を定めている（同法第55条）。

3　被験者のICを得ることが困難な場合の代替手段

　研究は、法律上有効な同意をなし得る人々のみが実施対象であるとは限らない。被験者本人のICがなければ研究が一切実施できないことになると、ICを与える能力のない人々が苦しむ疾病に関する研究は、人を対象としての実施が困難になる。しかしそうした状況に置かれている人々こそ、医学研究とその進歩によって、状況を変えることが望まれる、ともいいうる。そこで、「人を対象とする医学系研究に関する倫理指針」をはじめとする指針等

では、研究対象者が未成年者であったり、疾病やその他の事情のため意思能力を欠く状態になっている状況など、ICを与える能力を欠くと客観的に判断される場合には、研究対象者の意思及び利益を代弁でき、対象者の代わりにICを与えることができる者を、代諾者として、本人に代えて同意を得、それにより研究を実施することを認めている。しかし研究対象者がICを与える能力を欠いていても、インフォームド・アセント（ICをなしうる能力を欠くと客観的に判断される被験者が、当該者の理解力に応じたわかりやすい言葉で説明を受け、当該研究が実施または継続されることを理解して賛意を表すること。人を対象とする医学系研究に関する倫理指針・第1章第2⒆）を得るように努めるものとされている。

4 医学研究に由来する不良転帰・事故として損害賠償請求がされた事例

　医学研究の実施の結果、不良転帰や医療事故が招来されたとして、プロトコル違反や、医療側の説明義務違反の存否等が問われ、損害賠償請求がなされた事例が存在する（東京地判平成9.4.25判タ968.210（マクチマイシンD）、東京高判平成11.9.16判時1710.105（同）、名古屋地判平成12.3.24判時1733.70（254S）、金沢地判平成15.2.17判時1841.123（CP療法）、名古屋高金沢支判平成17.4.13未登載（同）、大阪地判平成23.1.31判タ1344.180（EMD72000）、東京地判平成24.8.9判タ1389.241（リモナバント）、東京地判平成26.2.20判時2223.41（植込み型補助人工心臓）など）。これらの事例では、研究者からの被験者への情報提供が不十分であったことにより、参加を了承していなかった研究に参加していることとされ、結果として身体傷害・死亡といった重大な結果が発生したと主張されている。ただし、こうした主張がされても、判決では医療関係者の責任が常に認められるというわけではなく、医療関係者が有責とされた場合でも、その根拠がインフォームド・コンセント取得違反であるとは限らない。

Ⅲ　臨床研究としての創薬研究

【参考文献】

・甲斐克則「臨床研究とインフォームド・コンセント」甲斐克則編『インフォームド・コンセントと医事法』（信山社、2010年）145頁以下
・佐藤恵子「疫学研究とインフォームド・コンセント」甲斐克則編『インフォームド・コンセントと医事法』（信山社、2010年）169頁以下
・丸山英二「医学研究におけるインフォームド・コンセントの要件」シリーズ生命倫理学『医学研究』（丸善出版、2012年）84頁以下
・前田正一「医学研究とインフォームド・コンセントの要件」シリーズ生命倫理学『医学研究』（丸善出版、2012年）92頁以下
・手嶋豊「研究用組織提供におけるインフォームド・コンセント」奥田純一郎・深尾立共編『バイオバンクの展開』（上智大学出版、2016年）265頁以下
・米村滋人『医事法講義』（日本評論社、2016年）321頁以下
・『詳説臨床研究法』（ドーモ、2018年）
・手嶋豊『医事法入門（第五版）』（有斐閣、2018年）153頁以下

医学系研究・治験と個人情報保護

吉　峯　耕　平・大　寺　正　史

1　医学研究の種類

医学研究は、一般には以下のように分類されている[*1]。

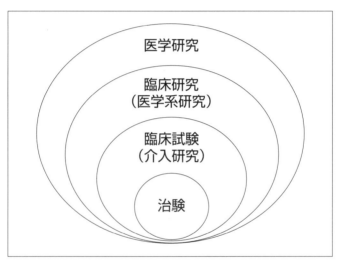

図1　医学研究の分類

　医学研究のうち、人や人に由来する試料・情報を対象とする研究が「臨床研究」、臨床研究のうち介入を伴う研究が「臨床試験」と呼ばれている。また、臨床試験の中で、医薬品の承認申請等に提出する資料収集を目的とするものが「治験」と定義されている（薬機法[*2]第2条第17項。詳細は後述）。

[*1]　上嶋健治「臨床研究の仕組みと制度――治験の位置づけと問題点」年報医事法学27号（2012）51頁、神里彩子ほか編『医学・生命科学の研究倫理ハンドブック』（東京大学出版会、2015）43頁を参照。
[*2]　医薬品、医療機器等の品質、有効性及び安全性の確保等に関する法律

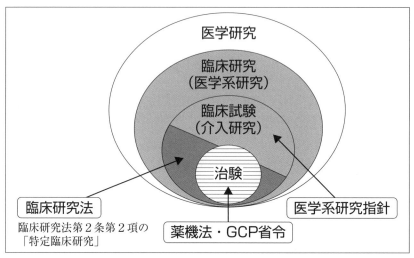

図２　医学研究と法規制

　法的規制の観点から見ると、概ね、上記の臨床研究が「人を対象とする医学系研究に関する倫理指針」（以下「医学系研究指針」という。）[3]の適用対象である「人を対象とする医学系研究」（以下「医学系研究」という。）に相当する。また、臨床研究法では、上記の臨床試験のうち一定のものを「特定臨床研究」[4]（同法第２条第２項）と定義して[5]、厳格な規制の対象としている。治験は、薬機法およびGCP省令の規制を受ける（後述）。

　なお、上記のほかにも、ゲノム解析研究、クローン技術、再生医療等の特

＊３　文部科学省・厚生労働省平成26年12月22日

＊４　臨床研究法第２条第１項に定義されている「臨床研究」は、従来の臨床研究概念（図
　　１）とは異なり、概ね臨床試験に相当することに注意。

＊５　特定臨床研究の法律上の定義は介入を要件としていないが、臨床研究法施行規則第
　　２条第１号は「研究の目的で検査、投薬その他の診断又は治療のための医療行為の有無
　　及び程度を制御することなく、患者のために最も適切な医療を提供した結果としての診
　　療情報又は試料を利用する研究」を排除している。これは、「いわゆる観察研究」を規
　　定したものとされているが、施行規則の規定は限定的であり、従来の観察研究より狭い
　　（すなわち、観察研究であっても臨床研究法の適用の余地がある）と指摘されている。
　　藤原康弘編『現場で使える臨床研究法』（南山堂、2019）23頁〔田代志門〕参照。

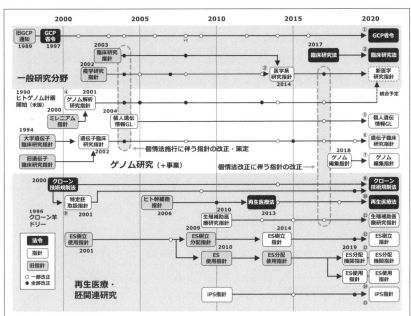

現行法令・指針の正式名称は以下の通りである（旧指針の正式名称は省略する）：①医薬品の臨床試験の実施の基準に関する省令／③人を対象とする医学系研究に関する倫理指針／④ヒトゲノム・遺伝子解析研究に関する倫理指針／⑤経済産業分野のうち個人遺伝情報を用いた事業分野における個人情報保護ガイドライン／⑥遺伝子治療等臨床研究に関する指針／⑦ヒト受精胚に遺伝情報改変技術等を用いる研究に関する倫理指針／⑧ヒトに関するクローン技術等の規制に関する法律／⑨特定胚の取扱いに関する指針／⑩再生医療等の安全性の確保等に関する法律／⑪ヒト受精胚の作成を行う生殖補助医療研究に関する倫理指針／⑫ヒトES細胞の樹立に関する指針／⑬ヒトES細胞の分配機関に関する指針／⑭ヒトES細胞の使用に関する指針／⑮ヒトiPS細胞又はヒト組織幹細胞からの生殖細胞の作成を行う研究に関する指針

図３　医学研究に関するルールの変遷

殊分野についての法令・指針が存在するが（図３）[*6]、本稿では検討から割愛する。

　本稿では、医学研究と個人情報保護の関係を、基本形である医学系研究

＊6　米村滋人「ワークショップ　医療情報ルールの再構成の方向を探る」年報医事法学33号55頁（65頁図表２）〔吉峯耕平〕をその後の改正を踏まえて修正した。ほかに、大寺正史「ヘルスケアビジネスと医学研究規制」Business Law Journal 122号（2018）84頁を参照。

と、これまであまり議論されてこなかった治験について論じる。

　なお、個人情報保護法制では、主体によって適用される法律が異なるので、注意を要する。民間病院・診療所、私立大学病院は個人情報保護法[*7]、国立病院、国立大学病院やナショナルセンターは独法個人情報保護法[*8]、自治体立病院は各地方公共団体の個人情報保護条例が適用される[*9]。本稿では、個人情報保護法を主たる論述の対象とし、必要に応じて独法個人情報保護法に触れる。

2　医学系研究[*10]

⑴　個人情報保護法上の同意

　医学系研究は、複数の研究機関が参加する多施設共同研究の形を取ること

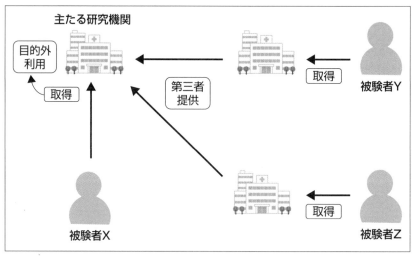

図4　多施設共同研究における情報フロー

＊7　個人情報の保護に関する法律

＊8　独立行政法人等の保有する個人情報の保護に関する法律

＊9　吉峯耕平・関根久美子「健康医療情報の法規制（上）」Business Law Journal 123号（2018）94頁参照

＊10　吉峯耕平「医学研究と個人情報保護」Business Law Journal 125号（2018）104頁

が多い。各参加研究機関は、被験者の情報を取得し（既に保有している情報を再利用する場合もある。）、研究全体を統括する研究機関（主たる研究機関）にこれを提供し、その主たる研究機関が統計解析等を実施して研究結果を出す、というのが基本的な流れである。

したがって、各研究機関では、要配慮個人情報の取得（個人情報保護法第17条第2項）、目的外利用（同法第16条第1項）、第三者提供（同法第23条第1項）といった、原則として被験者の同意が必要とされる行為が行われる（図4）[11]。

(2) 介入研究・観察研究とIC

医学系研究の取扱いを考えるうえで重要なのが、介入研究と観察研究の区別である。

医学系研究指針において、「介入」は「研究目的で、人の健康に関する様々な事象に影響を与える要因…の有無又は程度を制御する行為（通常の診療を超える医療行為であって、研究目的で実施するものを含む。）」と定義され（第1章第2(3)）、介入を行う研究を「介入研究」、介入研究でないものを「観察研究」と呼ぶ。

医学系研究指針をはじめとする医学研究のルールは、大きな枠組みとしては、①研究計画の作成、②倫理委員会による審査、③被験者からのインフォームド・コンセント（以下「IC」という。）を主要な内容としている。この中で、個人情報保護に最も関わるのはICであり、医学系研究指針では、「第5章　インフォームド・コンセント等」、その中でも第12・1「インフォームド・コンセントを受ける手続等」に主要な定めがある。

介入研究と観察研究は、医学研究指針上のICの要否が大きく異なる。

1）介入研究
介入研究においては、ヘルシンキ宣言[12]第26項で明示されているとおり、

---

*11　なお、独立行政法人である研究機関においては、目的外利用・提供の制限も問題となる（独法個人情報保護法第9条第1項）。

*12　http://www.med.or.jp/wma/helsinki.html

ICが必要となるのが大原則である*13。有効性や安全性が確立していない介入を実施することは、被験者（患者）にリスクを負わせるので、被験者保護のために、説明のうえでの真摯な同意が必要となるのである*14。

　介入研究ではICを取得するため、その際に、個人情報に関する同意も取得することができる。すなわち、個人情報保護が独自の問題として顕在化することは少ない。

2）観察研究

　これに対して観察研究では、被験者の情報を利用するのみなので、有効性・安全性が確立していない介入によるリスクという問題はなく、プライバシーに対するリスクのみが問題となる。したがって、観察研究については必ずしもICは必要ではない。ヘルシンキ宣言も、試料やデータを用いる研究については、原則としてICが必要であるとしつつ、IC取得が不可能か現実的ではない（impracticable）場合は、倫理委員会の審査を経てICなしで研究を実施することを認めている（第32項）。

　このように観察研究では、ICが必要な場合と不要な場合があるが、ICは個人情報保護法における同意とほぼ重なることになる。ICは研究参加に対する同意だが、観察研究においては、個人情報を取得・利用・提供することの同意を意味することになるからである。

　したがって、医学系研究で個人情報保護が問題になるのは、主として観察研究においてであり、特に、ICや同意なしに研究を実施することができる要件は何かということである。その主なアプローチとしては、匿名化による非個人情報化、例外規定、適用除外がある。

(3)　匿名化による非個人情報化

　現行の医学系研究指針は、個人情報保護法の平成27年改正の際に大きく改

---

*13　介入研究についても、ICの手続を簡略化する余地は認められている（医学系研究指針第5章第12・6）。

*14　介入研究にICが要求される趣旨については、田代志門『研究倫理とは何か　臨床医学研究と生命倫理』（勁草書房、2011）を参照。

正されたものである。改正前の医学系研究指針（以下「旧指針」という。）では、匿名化による非個人情報化を認めており、実務上も多用されていた。

例えば、「既存試料・情報が匿名化（連結不可能匿名化又は連結可能匿名化であって対応表を提供しない場合に限る）されている」場合には、既存の試料・情報を第三者提供する場合にも、ICは必要なかったのである[15]。これは、匿名化によって、当該情報が非個人情報化され、個人情報保護法の制約が外れるとの理解に基づく規律だった。

ところが、個人情報保護法改正の議論を通じて、匿名化による非個人情報化には強い疑問が呈されることとなった。例えば、ある病院において、電子カルテに記録された情報から研究に必要な情報を抽出し、住所、氏名等の情報を削除して研究用のデータセット（以下「研究用データ」という。）を作成した場合、従前は、かかる研究用データは個人情報に該当しない以上、当該病院は制約なく研究に利用し、かつ別の研究機関にも第三者提供できると解されてきた（**提供先基準**）。しかし、当該病院に元データである電子カルテがそのまま存在し、研究用データと電子カルテを容易に照合することにより（個人情報保護法第2条第1項第1号括弧書）、特定の個人を識別できる以上、研究用データも個人情報として取り扱うべきであり（**提供元基準**）、目的外利用や第三者提供の制約を受ける、との考えが強くなってきたのである。

そして、医学系研究指針の改正では、匿名化によって非個人情報化されないことを前提に、連結不可能匿名化および連結可能匿名化に関する規定が排除され、その後、個人情報保護委員会は提供元基準を採用することを明示するに至っている[16]。

なお、改正後の医学系研究指針には、「匿名化されている情報（特定の個

---

*15　旧指針第5章第12・1(3)ア

*16　「「個人情報の保護に関する法律についてのガイドライン（通則編）（案）」に関する意見募集結果」19番は、「ある情報を第三者に提供する場合、当該情報が「他の情報と容易に照合することができ、それにより特定の個人を識別することができることとなる」かどうかは、当該情報の提供元である事業者において「他の情報と容易に照合することができ、それにより特定の個人を識別することができることとなる」かどうかで判断します。」として、提供元基準を明示している。反対説として、岡村久道『個人情報保護法　第3版』（商事法務、2017）244頁がある。

人を識別することができないものであって、対応表が成されていないものに限る。）」といった表現により、匿名化によって非個人情報化された（以下、便宜上「非識別匿名化」という。）情報についての条項が残存している。しかし、いかなる措置をとることで非識別匿名化が可能なのかはまったく不明であり、事実上死文化しているといえる。

⑷　現行ルールの概要

　このように、単純な匿名化によって個人情報保護法の適用を免れることは困難となっている。そして、個人情報保護法の改正の際に、非識別匿名化とは別に、匿名加工情報の制度が導入された[17]。

　個人情報保護法の改正を受けた医学系研究指針のICと同意に関するルールは、極めて複雑である。要配慮個人情報に当たるか、非識別匿名化、匿名加工情報といった情報の性質や、人体試料の利用の有無、介入研究（侵襲の有無）か観察研究かといった研究の性質等によって、細かい場合分けをして、個人情報保護法および独法個人情報保護法を参照して要件を設定しているためである。ルールの全体像を把握することは極めて困難といえる。

　そこで、通常の場合（要配慮個人情報を扱い、匿名加工情報や非識別匿名化情報ではない場合）を前提に整理すると、以下のようになる[18]。

---

① 　介入研究は文書ICが必要（侵襲がない場合は口頭ICでも可）
② 　観察研究は口頭IC[19]が原則必要
③ 　観察研究でIC・同意を要しない例外は図５のとおり

＊17　個人情報保護法第２条第９項。これは、特別な措置によって個人情報を加工し、個人情報に復元できなくしたものである。独法個人情報保護法でも同趣旨の精度である非識別加工情報（第２条第８項、第９項）が規定されている。

＊18　また、海外への第三者提供についても（個人情報保護法第24条、医学系研究指針第５章第12・９）、紙幅の都合上捨象する。

	例　　　　　外
新規試料・情報	
人体試料利用	なし
人体試料なし	❶同意困難＋**特段の理由**＋オプトアウト
自機関既存試料・情報	
人体試料利用	❷IC困難＋相当の関連性＋通知・公開 ❸IC困難＋<u>社会的に重要性の高い研究</u>＋オプトアウト
人体試料なし	❹相当の関連性＋通知・公開 ❺**特段の理由**＋オプトアウト
他機関既存試料・情報	❻**特段の理由**＋通知・公開＋匿名化（直ちに判別できない） ❼**特段の理由**＋オプトアウト＋倫理委員会 ❽<u>社会的に重要性の高い研究</u>＋適切な措置＋倫理委員会
提供先の義務	確認・記録義務＋同意の撤回の機会 ❻の場合は通知・公開

※1　(a)非識別匿名化されず、(b)匿名加工情報及び非識別加工情報に該当せず、(c)要配慮個人情報に該当する情報を前提とした整理である。

※2　「特段の理由」「社会的に重要性の高い研究」については、個情法、独個法等における適用除外、例外事由に当たることが必要

※3　❶〜❽の各例外の根拠は医学系指針第5章第12・1のうち、それぞれ以下の箇所である。❶(1)イ(イ)②(i)、❷(2)ア(イ)、❸(2)ア(ウ)、❹(2)イ(イ)、❺(2)イ(ウ)、❻(3)ア(ウ)、❼(3)イ、❽(3)ウ

図5　観察研究のIC／同意の例外要件（医学系研究指針）

(5)　例外規定と適用除外

1）「特段の理由」および社会的重要性と法律の関係

図5で「特段の理由」とあるのは、医学系指針では「学術研究の用に供す

＊19　新規試料・情報で人体試料を利用していない場合は、ICではなく「適切な同意」が必要とされる（医学系研究指針第5章第12・1(1)イ(イ)②(i)）。これは、医学系研究指針所定の説明を伴うICは必要ないが、個人情報保護法上の同意が必要となるという趣旨である（田代志門「医学研究の現場からみた個人情報保護法改正──「適切な同意」とは」NBL1103号（2017）34頁）。

るときその他の当該試料・情報を提供することに特段の理由」との表現と
なっており、個人情報保護法、独法個人情報保護法の例外規定や個人情報保
護法第76条の適用除外に該当する場合を指している[20]。

　また、「社会的に重要性の高い研究」については、「例えば、公衆衛生上重
要な疾病の予防、治療に関する研究であって、社会全体の組織的な協力によ
り、匿名化されていない試料・情報を活用する必要があるものなどが考えら
れる」としたうえで、個人情報保護法等との「整合性についても併せて検討
する必要がある」としており[21]、結局、例外事由または適用除外に当たる
必要があると考えられる[22]。

2）例外事由と適用除外

　個人情報保護法および独法個人情報保護法の例外事由と適用除外は、概ね
以下のとおりである[23]。

　個人情報保護法は、取得、目的外利用、第三者提供の場面において、「公
衆衛生の向上又は児童の健全な育成の推進のために特に必要がある場合で
あって、本人の同意を得ることが困難であるとき」という例外事由がある（第
16条第3項第3号、第17条第2項第3号、第23条第1項第3号）。また、独
法個人情報保護法では、自機関内での目的外利用および他の行政機関等に対
する提供につき「相当の理由」が例外事由であり（第9条第2項第2号・第
3号）、それ以外の第三者提供については「保有個人情報を提供することに
ついて特別の理由のあるとき」（第9条第2項第4号）が例外事由となって
いる。さらに、目的外利用については、利用目的を変更することが考えられ
る[24]。

　しかし、医学系研究の現場においては、研究計画の策定に弁護士等の法律

---

[20]　「人を対象とする医学系研究に関する倫理指針ガイダンス」（平成27年2月9日）94
　〜95頁。文部科学省・厚生労働省・経済産業省「個人情報保護法等の改正に伴う研究倫
　理指針の改正について（説明資料）」（平成29年5月）31、32頁も参照。

[21]　前掲[20] 103〜104頁。また同99〜100頁にも同様の記述がある。

[22]　前掲[20]説明資料32、37頁では、「法律の適用除外や例外規定に該当する場合のみ
　用いることが可能」としている。

[23]　前掲[20]説明資料59〜62頁に、医学系研究指針と法令の関係が詳細に記載されている。

専門家が関与することが少ないこともあり、施設ごとに個人情報保護法、独法個人情報保護法の例外事由に当たるかどうかを判断することはかなり困難である。また、個人情報保護法の本人同意困難の要件や、独法個人情報保護法の「特別の理由」の要件は、厳しいハードルと言わざるを得ない。

　また、個人情報保護法は適用除外規定があり、第76条第1項第3号が「大学その他の学術研究を目的とする機関若しくは団体又はそれらに属する者」が「学術研究の用に供する目的」で取り扱う場合に、第4章の義務の適用除外としている。また、独法個人情報保護法の「専ら…学術研究の目的のために保有個人情報を提供するとき」（第9条第2項第4号）という例外事由は、ほぼこれに相当する規定といえる。

　しかし、この適用除外規定によって、個人情報保護法等の制約を完全に逃れることは困難であった。まず、医学系研究には、多数の医療機関が参加することが多いが、その中には市中病院、診療所等の「学術研究を目的とする機関」（以下「学術研究機関」という。）には当たらない医療機関も含まれている。また、適用除外規定は個人情報保護法の規定であって、独立行政法人（独法個人情報保護法が適用）[25]や自治体立病院（個人情報保護条例が適用）からの提供を説明することが難しかった。

3）適用除外の拡大解釈 —研究グループ解釈

　このように、例外事由と適用除外のいずれをとっても、必要な全てのケースについて個人情報保護法等の制約を解除するには不十分であった。実際、医学系研究指針の改正においては、要配慮個人情報の第三者提供を困難にす

＊24　個人情報保護法第15条第2項は「関連性を有すると合理的に認められる範囲」、独法個人情報保護法第3条第3項は「相当の関連性を有すると合理的に認められる範囲」での利用目的の変更を認める。医学系研究指針では、「相当の関連性があると合理的に認められること」を要求している（第5章第12・1(2)ア(イ)、イ(イ)、図表4②④)。

＊25　独立行政法人では、利用目的外の提供が禁止されているに過ぎないので（独法個人情報保護法第9条第1項、宇賀克也『個人情報保護法の逐条解説第6版』（有斐閣、2018年）438頁)、適切な利用目的を特定・明示し（同法第3条第1項、第4条）、その範囲内だと説明することは考えられる。利用目的は個人情報ファイル簿に記載して公表する必要がある（同法第11条第1項第3号)。

るような中間とりまとめ*26がパブリックコメントに付され、医学界から危惧されるに至っていた。

　そのような状況で、適用除外規定を大胆に拡張する解釈が示された。すなわち、「指針に定める諸手続に沿って作成・許可された研究計画書に基づく研究者等で構成される学術研究を目的とする研究グループは、個別具体的な事例ごとに判断されるものの、その実質や外形が1つの機関としてみなし得るものであるならば」、その研究グループが学術研究機関に該当し、適用除外規定の対象とすることができると解釈し（以下「研究グループ解釈」という。）*27、それを踏まえて医学系研究指針に「特段の理由」という例外要件が書き込まれたのである。

　しかし、研究グループ解釈に対しては、①そのような解釈が可能なのか、②独法個人情報保護法・個人情報保護条例の適用対象の研究機関をカバーできないことから不十分である、③研究グループに対する第三者提供は個人情報保護法第43条により執行の対象とならないだけであって違法ではないかといった疑問が呈されている*28。

　とはいえ、広い意味では人命のかかった医学研究を円滑に進める必要性は高く、指針の複雑化と違法性への疑問という負の側面を抱えながら、研究グ

---

*26　医学研究等における個人情報の取扱い等に関する合同会議「個人情報保護法等の改正に伴う指針の見直しについて（中間とりまとめ）（案）」（平成28年8月9日）

*27　医学研究指針の改正を議論した「医学研究等における個人情報の取扱い等に関する合同会議」の終盤である第7回（平成28年11月16日）に登場した解釈である（資料2-2「論点概要（医学系指針・ゲノム指針）」36頁）。

　　また、個人情報保護委員会は、パブリックコメントへの回答において「1つの主体とみなすことができる共同研究」の概念を是認し（前掲*16パブコメ598番、603番）、Q&Aにおいても同様の解釈を示した（個人情報保護委員会「「個人情報の保護に関する法律についてのガイドライン」及び「個人データの漏えい等の事案が発生した場合等の対応について」に関するQ&A」（平成29年2月16日）Q8-4）。

*28　米村滋人「医療情報利用の法的課題・序論」論究ジュリスト24号（2018）102頁（105頁）参照。筆者も、研究グループ解釈は、医学研究の実態を捉えた側面もあるものの、極めて技巧的な解釈であることから、「ミラクル解釈」と呼んだことがある（米村滋人ほか「（座談会）医療・医学研究における個人情報保護と利活用の未来」論究ジュリスト24号（2018）142頁（150頁〔吉峯耕平発言〕）。

ループ解釈に基づく運用が継続しているのが現状である[29]。

(6) ルール整備の必要性

以上の通り、医学系研究（特に観察研究）と個人情報保護の関係は、ルールが極端に複雑化しており、被験者ばかりか医療関係者にとっても把握することが難しくなっている。現状に至るまでには長い経緯があるが[30]、法律改正との整合性を受動的・泥縄式に確保するのではなく、データ利活用とプライバシー保護をバランスさせる合理的なルールを構築していく必要がある。

現在、医学系研究指針とゲノム解析研究指針を統合する作業が進んでおり、全体的にかなり踏みこんだ規定の整理がなされている。しかし、最も整理の必要性が高いICの規定については、一度提示された改正案は撤回されたようで、ほとんど改正しない方針となってしまっている[31]。また、本稿で検討したところから明らかなように、同意なしで利活用するための法律上の例外要件・適用除外が、個人情報保護法制全体にわたって合理的に設定されていないことがルールの複雑化の大きな原因であるので、立法的な手当てが必須であろう[32]。

個人情報保護法の改正議論では、改正大綱[33]において、「公益目的による個人情報の取扱いに係る例外規定の運用の明確化」と「行政機関、独立行政

---

[29] 米村ほか・前掲[28]座談会（151頁田代志門発言）

[30] 米村滋人『生命科学と法の近未来』（信山社、2018）「研究を活性化させる規制の在り方——医学研究規制の近未来像」〔辰井聡子〕、シリーズ生命倫理学編集委員会編『シリーズ生命倫理学（15巻）医学研究』（丸善出版、2012）24頁を参照。

[31] 医学研究等に係る倫理指針の見直しに関する合同会議タスク・フォース
https://www.lifescience.mext.go.jp/council/council018.html

[32] 立法論的な検討をしている文献として、米村・前掲[30]「医学・生命科学研究の法制度設計——包括的制度構築に向けた立法提言」〔米村滋人〕、藤田卓仙ほか「医療情報の利活用の今後——つくり、つなげ、ひらくための制度設計」論究ジュリスト24号（2018）135頁、米村滋人ほか「ワークショップ医療情報ルールの再構成の方向を探る」年報医事法学33号（2018）55頁、米村滋人ほか「シンポジウム医療情報のフロンティア」年報医事法学34号84頁

[33] 個人情報保護委員会「個人情報保護法いわゆる3年ごと見直し制度改正大綱」（令和元年12月13日）

法人等に係る法制と民間部門に係る法制との一元化」が掲げられ、「地方公共団体の個人情報保護制度」に関して地方公共団体との議論が言及されている。全体的に改善に向けた動きと評価できるが、例外規定の解釈のみで問題が解決できるとは考えられないところであるし、また、公的部門も含めたルールの合理化・明確化の方向が明確に打ち出されたともいえず、日暮れて途遠しの感は否めないところである。

3　治験

前述の通り、個人情報保護法の改正に伴って医学系研究指針等の研究倫理指針は大幅に見直されたが、治験と個人情報保護の関係が議論されることは少なかった[34]。これは治験が介入研究であってICを取得することから、個人情報保護法上の同意の要否を意識する必要性が低かったことによるのだろう。

(1)　治験の定義と情報フロー

薬機法では、「治験」を、医薬品の製造販売承認申請（第14条第3項）等[35]「……の規定により提出すべき資料のうち臨床試験の試験成績に関する資料の収集を目的とする試験の実施」（同法第2条第17項）と定義している。そして、「厚生労働省令で定める基準」（薬機法第14条第3項等）として、医薬品の臨床試験の実施の基準に関する省令（以下「GCP省令」という。）が制定されている[36]。

---

[34]　例外的にこのテーマに触れた文献として、辻純一郎『治験に係る補償・賠償と個人情報保護法対応の実務Q&A』（じほう、2005）があるが、ごく簡単なものである。

[35]　医薬品以外には、医薬部外品、化粧品（第14条第3項）、医療機器、体外診断用医薬品（第23条の2の5第3項）、再生医療等製品（第23条の25第3項）が対象となっている。また、これらの変更申請及び外国製造業者の場合も対象となる。

[36]　「厚生労働省令で定める基準」には、GCP省令のほか、医療機器の臨床試験の実施の基準に関する省令（医療機器GCP省令）等がある。また、薬機法第14条の4第4項等に基づき、製造後臨床試験に関する医薬品の製造販売後の調査及び試験の実施の基準に関する省令（GPSP省令）が制定されている。本稿ではこれらの基準については検討は省略する。

　治験には、企業治験と医師主導治験があるが、本稿は、件数の多い企業治験を検討の対象とする。

　企業治験のプロセスを情報のフローの観点から整理すると、概ね以下のとおりとなる[*37]。

① 治験依頼者（GCP省令第2条第18項）が実施医療機関（同第2項）と治験契約を締結する

② 治験責任医師（同第3項）及び治験分担医師（同第11項）が、説明して、被験者の同意を取得する（GCP省令第50条）

③ 被験者に対する試験を実施し、治験責任医師が原資料（GCP省令第2条第10項）を取得する

④ 治験責任医師が匿名化された症例報告書（同第13項）を作成し、治験依頼者に送付する

⑤ 治験依頼者は、症例報告書を集積して解析、研究結果に取りまとめる

⑥ 治験依頼者は、モニタリング及び監査の手続において、原資料を閲覧する（GCP省令第7条第1項第9号、第51条第1項第10号）

⑦ 治験責任医師は、有害事象の情報を報告する（同第48条）

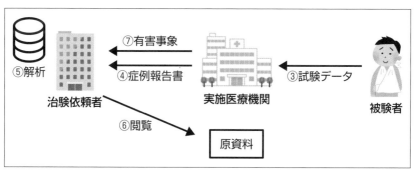

図6　企業治験の情報フロー

---

⑧　治験依頼者は症例報告書を（同第26条）、実施医療機関は原資料を（同第41条）、それぞれ保存する

　このように、被験者の個人情報は、原資料として実施医療機関に蓄積され、匿名化された症例報告書のみが治験依頼者に提供される。このような情報フローを法的に位置づけるために、まず、実施医療機関による情報の取得が、個人情報の取扱いの委託（個人情報保護法第23条第5項第1号）における委託先としての取得なのか、それとも、委託先ではない独自の主体としての取得（以下「独自取得」という。）なのかを検討する必要がある。

　企業治験は、治験依頼者（「治験の依頼をした者」GCP省令第2条第18号）と実施医療機関の間で締結される治験契約（GCP省令第13条）に基づいて実施される。すなわち、実施医療機関は、治験依頼者の「依頼」に基づいて個人情報の取得・提供等の取扱いを実施することになる。そうすると、個人情報の取得・提供は、「委託」に基づく取扱いであるとも思える。

　しかし、治験における実施医療機関の位置づけを考えると、後述の通り、単純な委託と考え難い側面がある。

　そこで、委託と独自取得、双方の考え方で整理した場合の帰結をそれぞれ検討したうえで、いずれの法律構成が適当かを検討する。

(2)　委託と考えた場合

1）症例報告書の送付と同意の要否

　まず、実施医療機関から治験依頼者に対する症例報告書の送付は、委託に基づいて個人情報を取得したもの（取得の委託）と位置づけられる。個人情報保護法第23条第5項第1号の個人データの「取扱いの……委託」には、「本人からの取得」の委託も含まれる[38]。個人情報保護法第23条第5項第1号は、委託に伴う委託元から委託先への個人データの提供について規定しているが、逆に、委託先から委託元に個人データが移転する場合も同じ規律が適用される[39]。したがって、症例報告書の送付は、個人データの第三者提供にはあたらず[40]、同意は不要となる。

---

[38]　個人情報保護委員会「個人情報の保護に関する法律についてのガイドライン（通則編）」（以下「ガイドライン通則編」という。）44頁

2）治験依頼者が保有する症例データは個人情報か

　治験依頼者が保存する症例報告書やそれに由来するデータベース等の情報（以下「症例データ」という。）は、当然に個人情報として取り扱われる。そもそも、治験依頼者は、実施医療機関に個人情報の取得を委託したのであり、実施医療機関を通じて、治験依頼者が個人情報を取得したと評価できるからである。

　そうすると、治験依頼者は、症例データについて、安全管理措置を講じる義務（以下「安全管理義務」という。個人情報保護法第20条）があるとともに、原資料の保存について、委託先である実施医療機関に対し監督義務があることになる（同法第22条）。委託先である実施医療機関も安全管理義務を負う（同法第20条、独法個人情報保護法第7条第1項）。従来、セキュリティ体制構築に関する義務は、治験依頼者について保存義務（GCP省令第26条）に関する通達で法令上の根拠を示さずに触れられているに過ぎず[41]、実施医療機関については通達でも言及がなかった。個人情報保護法上の安全管理義務を負うと位置づけることが適切であろう。

　また、症例データを、新薬の許認可申請以外の治験の本来の目的以外に利用・第三者提供する場合、個人情報の目的外利用・第三者提供禁止の制約がかかることになる[42]。

---

[39]　園部逸夫ほか『個人情報保護法の解説　第二次改訂版』（ぎょうせい、2018）186頁、宇賀前掲[25]178頁、岡村前掲[16]263頁。これらの文献は、委託元が委託先に提供した個人データが、委託元に戻される場合の記載だが、取得の委託による委託元への移転（戻される場合ではない）でも、別異に考える理由はない。

[40]　実施医療機関が独立行政法人の場合、委託の法的位置づけが異なることに注意が必要である。すなわち、独法個人情報保護法では、委託が第三者提供の除外事由として位置づけられていない。また、独自主体間の情報移転の場合と、委託元・委託先間の情報移転の場合のいずれにおいても、利用目的の範囲外の第三者提供のみが禁止されている（前掲[25]）。したがって、症例報告書の送付については、利用目的の範囲内の提供として許容される。

[41]　「「医薬品の臨床試験の実施の基準に関する省令」のガイダンスについて」（平成24年12月28日薬食審査発1228第7号）55頁

3）原資料の閲覧の位置づけ

　他方、実施医療機関が保存する原資料は、治験依頼者の委託に基づき、預かっている個人情報ということになる。監査・モニタリングで、治験依頼者がこれを閲覧できることは当然のことで、GCP省令は閲覧権を確認的に規定したということになる。委託の法律関係においては、取得した個人情報の全部が、委託元に移転することが通常であるし、仮に委託先のみに原資料が存在するのであれば、それはいつでも委託元である治験依頼者に移転できるはずである。GCP省令は、症例報告書の匿名化とその後の情報取得を閲覧のみに限定することにより、治験依頼者の権限を制限していると解釈できる。

(3)　独自取得と考えた場合

1）症例報告書の送付と同意の要否

　実施医療機関から治験依頼者に対する症例報告書の送付は、委託ではないので、それが個人データであれば第三者提供となる。しかし、症例報告書は被験者識別コード*43により匿名化されているので*44、容易照合性の判断基準が問題になる。前述の通り、提供元基準が通説となっており、これによると第三者提供に該当することになる。

　それではこの第三者提供が許容される根拠は何か。GCP省令第50条に基づき、治験の参加についてICを取得しているところ、これに第三者提供の同意の趣旨が含まれているとも考えられる。しかし、第三者提供の同意の説明

＊42　この点について、規制当局である独立行政法人医薬品医療機器総合機構（PMDA）が、品目横断的な解析を実施するにあたり、独法個人情報保護法第9条第2項第2号、独立行政法人医薬品医療機器総合機構法第15条第1項第5号ハを根拠として挙げていることが参考になる（https://www.pmda.go.jp/files/000205488.pdf#page=27）。PMDAは、提出された症例データが個人情報に当たることを前提にしていると考えられるからである。

＊43　被験者識別コードは、「個々の被験者の身元に関する秘密を保護するため、治験責任医師が各被験者に割り付けた固有の識別番号で、治験責任医師が有害事象及びその他の治験関連データを報告する際に、被験者の氏名、身元が特定できる番号及び住所等の代わりに用いるものである。」と定義されている（前掲＊41ガイダンス7頁）。

＊44　前掲＊41ガイダンス115頁は、「治験責任医師は、症例報告書及びその他のすべての報告書のデータが、正確、完全で、読み易く、提出の時期が適切であること、及び被験者の識別に被験者識別コードを用いていることを保証すること。」とする。

文書の記載事項には治験依頼者は含まれず、実務上も治験依頼者を記載しない場合は相当ある。同意取得にあたって個別の提供先を明示することは必要ではないが[45]、やや不自然である。また、同意能力がない場合、代諾者から同意を取得するが（GCP省令第50条第2項）、個人情報保護法上は代諾者の同意制度はないため、同法上の同意が欠けることになる。

したがって、治験依頼者に対する症例報告書の第三者提供は、同意ではなく、GCP省令による提供として、法令例外（個人情報保護法第23条第2項第1号、独法個人情報保護法第9条第1項柱書）により正当化されると考えるべきである。

2）治験依頼者が保有する症例データは個人情報か

被験者識別コードが付与された症例報告書は、治験依頼者が単独では特定の個人を識別することは原則として[46]できない。したがって、上記のように法令例外により取得した後、治験依頼者において、症例データは個人情報ではないことになりそうである[47]。

しかし、被験者識別コードによって、実施医療機関が保存する原資料と症例データの紐づけは維持されており、監査・モニタリングにおける原資料閲覧、有害情報の報告等の場面で、その紐づけの利用が予定されている。確かに、症例データと原資料は、治験依頼者と実施医療機関に分断して保存されているが、GCP省令の所定の方法により、都度再識別される余地があるのである。

この再識別が想定されていることによって、症例データの個人情報該当性が肯定されるかが問題となる。原資料閲覧の機会はあるが、治験依頼者が任意に照合することはGCP省令に明記されていない状態を、「通常の業務にお

---

*45 前掲*27 Q 5-9

*46 稀少疾患の場合などには、症例データの内容のみによって特定の被験者が識別が可能な場合も考えられる。

*47 辻・前掲*34 81頁は、症例報告書は個人情報に該当しないとする。しかし、明示していないが、提供先基準を理由とするものと考えられるので、現時点で参照する価値は乏しい。

ける一般的な方法で、他の情報と容易に照合することができる状態」[48]と評価できるかどうかによって、容易照合性の存否（すなわち個人情報該当性）が決されることになろう。

症例データが個人情報に該当すると考えた場合、治験依頼者と実施医療機関は、それぞれ独自に安全管理義務を負うことになる（個人情報保護法第20条、独法個人情報保護法第7条第1項）。

仮に症例データが個人情報に該当しないと考えた場合、治験依頼者は個人情報保護法上の安全管理義務を負わない。しかし、症例データは極めて重要な情報資産であり、その情報セキュリティは、内部統制上のリスク管理体制によって担保されることになろう。

3）原資料の閲覧の位置づけ

独自取得と構成した場合、委託と異なり、第三者提供によって情報のやり取りは完結しており、当然に閲覧が可能となる根拠はない。GCP省令によって、閲覧権が創設的に付与されたと位置づけることになる。

なお、治験依頼者が原資料を閲覧しただけでは、当該個人情報を取得したことにはならないと解される[49]。

(4)　委託か独自取得か

ここまで検討したことから明らかなように、委託と独自取得のいずれと位置づけても、具体的な帰結にそれほど大きな違いは生じない。治験は介入研究であり、ICが必要とされていることから、これにあわせて同意を取得す

---

[48]　前掲*38ガイドライン通則編6頁は、容易照合性について「通常の業務における一般的な方法で、他の情報と容易に照合することができる状態をいい、例えば、他の事業者への照会を要する場合等であって照合が困難な状態は、一般に、容易に照合することがきない状態であると解される」としている。

[49]　前掲*38ガイドライン通則編32頁は、「個人情報を含む情報がインターネット等により公にされている場合であって、単にこれを閲覧するにすぎず、転記等を行わない場合は、個人情報を取得しているとは解されない。」とする。公開情報ではないが、原資料の閲覧についても、同様に解釈してよいだろう。辻・前掲*34　77頁も理由は不明だが結論同旨。

ることができる。また、法令（GCP省令）によって治験の手続が詳細に決まっているためでもある。

　委託と考える理由は、治験依頼者の依頼によって治験が実施されることである。

　しかし、これは、かなり形式的な理由と言わざるを得ない。そして、治験依頼者と実施医療機関の関係を実質的に考察すると、むしろ、委託関係では説明しがたい側面が目立つのである。

① 治験依頼者は自らが法律上できないことを依頼している

　治験を含む臨床研究は、ヘルシンキ宣言第12項で、医師等の有資格者によって実施されることが要求されているし、GCP省令も治験責任医師や治験分担医師によって実施されることを想定している。委託は、委託元が自らやろうと思えばできる行為を委託先に依頼するものであるが[*50]、治験依頼者は法律上治験を実施できず、委託の類型に馴染まない側面があることは否定できない。

② 被験者は医師に情報を委ねるのであって、医師・医療機関は単なる導管ではない

　ヘルシンキ宣言第9項は、「プライバシーおよび個人情報の秘密を守ることは医学研究に関与する医師の責務である。」としている。被験者が治験に参加するのは、情報の観点からいえば、守秘義務（刑法第134条）を負う医師を信頼してのことであり、医師や実施医療機関は単なる委託先ではなく、被験者との関係で独自の意義を持っている。

③ 治験依頼者が同意の際の説明文書（GCP省令第51条）の必要的記載事項でないこと

[*50] 田中浩之ほか「個人データの取扱いの委託と共同利用の最新実務」Business Law Journal 137号（2019）57頁

④　治験依頼者が実施医療機関の安全管理措置に監督義務を負う（個人情報
　　保護法第22条）とは考え難いこと

　前述の通り、委託と考えると、治験依頼者は実施医療機関の安全管理措置
について、監督義務を負うことになる。しかし、そのような監督義務は現実
的に存立しうるかという問題が生じる。

　ここで、治験を2つに分類する必要が生じる。患者を対象とした治験と、
健康な人を対象とした治験である。治験は通常、第Ⅰ相から第Ⅲ相に分類さ
れるが、そのうち第Ⅰ相治験は健康な人を対象に実施されることが多い。

　患者を対象とした治験では、患者に対する治療と治験が並行して実施さ
れ、診療情報と原資料が混在し、原資料の範囲を明確に確定することも困難
となる。治験依頼者は、他の診療情報と混在し、必要に応じて閲覧すること
しかできない原資料について、監督義務を果たすことは、現実的には不可能
であるといえるし、実務上もそのようなことはなされていない。

　これに対し、非患者を対象とする治験では、治験のみが実施され、被験者
から得られた情報は基本的に全て原資料となり、治験とは関係のない診療情
報との混在は生じない。したがって、実務上そのような取扱いがなされてい
るかはともかく、治験依頼者が監督義務を果たすことも非現実的とはいえな
いであろう。

⑤　治験依頼者は、原資料を閲覧しかできず、実施医療機関から原資料を取
　　得する権限を持たないこと

⑥　医学系研究と統一的な理解が可能となること

　医学系研究指針では、多施設共同研究において、主な研究機関とその他の
参加研究機関の関係は、委託ではなく第三者提供として理解されている。治
験も委託ではなく第三者提供と構成した方が、統一的な理解が可能になる。

⑦　EUのGDPRでは委託ではないと整理されていること

　EUのGDPRの第29条作業部会の意見書[*51]は、臨床試験のスポンサーと試
験センターの役割は、委託に相当する管理者（Controller）と処理者（Proces-

sor）の関係ではなく、Joint Controllerであると整理されている[52]。

　①〜⑦の理由から、企業治験において実施医療機関は、委託先ではなく、独自の主体として原資料を取得し、治験依頼者に第三者提供するものと位置づけることが妥当である。特に患者を対象とした治験では、治験の原資料と医療記録が混在するので、治験依頼者が委託者の監督義務を果たすことは不可能に近い。

　もっとも、非患者を対象とする治験においては、原資料はその他の医療記録と混在しないので、治験依頼者が実施医療機関に対し監督義務を果たすことも可能であろう（実務的に監督義務が履行されていると評価できる実態があるかどうかは、別の話である。）。

　したがって、原則として独自取得構成が妥当であるが、非患者を対象とする治験において、委託構成を取ることは不可能ではない。GCP省令の枠組みが個人情報保護の観点において特定の法律構成を必然的に要請するものではなく、治験契約の規定により一定程度の選択の余地があると考えるべきであろう。

(5)　さらなる問題

　独自取得構成では、症例データの個人情報該当性は容易照合性の解釈によるので、疑問の余地が残ることになる。個人情報に該当しないとなれば、治験依頼者は制約なく自由に症例データを利用・提供できることになりかねず、重大な問題である。監査・モニタリングにおける原資料閲覧以外に、治験依頼者からの照合が許されるのか、そして実務上、どの程度そのような照合がなされているかを踏まえて、慎重な検討が必要である。

---

*51　Opinion 1/2010 on the concepts of "controller" and "processor" (https://ec.europa.eu/justice/article-29/documentation/opinion-recommendation/files/2010/wp169_en.pdf) p. 30 "Example No. 25: Clinical drug trials"

*52　日本法でも共同利用（個人情報保護法第23条第5項第3号）構成を採用することが考えられるが、独立行政法人については、前掲*40の通り共同利用が除外事由に位置づけられていないので、共同利用構成による説明が難しい。

　また、本稿では検討できなかったが、国際共同治験であることに由来する国際データ移転の問題、EDC（Electric Data Capture）システムを利用する場合の情報フローなど、治験と個人情報保護（個人データ保護）・プライバシーに関する問題は未検討のまま山積していると言っても過言ではない。

　創薬の推進が個人の生命健康に貢献する重要な課題であることは間違いない。また、介入研究である治験では、明示的なICが取得されるため、個人情報保護・プライバシーの問題は二次的な問題に過ぎない。しかし、だからといって、個人情報保護・プライバシーの問題を無視することはできないのであって、実務的な問題点を洗い出して検討しておく必要があるだろう。

※本稿「3　治験」に展開した議論は、一般社団法人日本ユーザビリティ医療情報化推進協議会（JUMP）「ゲノムが作る新たな医療推進委員会」における議論に着想を得たものである。特に記して、感謝の意を表したい。

抗がん剤研究のための網羅的遺伝子解析と改正個人情報保護法

栗　原　　厚

1　抗がん剤の創薬標的研究

　創薬研究開発の現場では、その生産性を向上させるために開発パイプラインの数や開発ステージに上げる研究テーマの数を数値目標として設定することが多い。しかしながら、創薬の主要な対象が生活習慣病（高血圧、高脂血症、糖尿病など）から、がんなどのより治療が困難な専門医領域の疾患にシフトしてきたため単に数値目標を設定するだけでは創薬生産性の向上は難しくなってきている。そこで、創薬の成功確率を向上させるための5つの指標（5R）が最近提唱された[*1]。5Rとは、1）Right target、2）Right tissue（PK/PD）、3）Right safety、4）Right patients、5）Right commercial potentialであり、個々の研究テーマにおいてそれぞれの指標が十分満たされているかが重要となり、もし満たされていなければテーマの中止も考慮に入れたほうが良いという考えである。最近の抗がん剤の創薬研究は、がん細胞の治療標的分子やその分子に関連する周辺分子の遺伝子変異に作用するメカニズムを持つケースが多い。そのような遺伝子変異を有する患者を適切に選択し、投薬することができれば、高い奏効率が期待できるため、Right targetやRight patientsの達成につながる。そのため、抗がん剤の創薬標的探索研究として、種々のがん患者の腫瘍組織、血液試料を用いて遺伝子変異や遺伝子発現の解析を健常者と比較することがよく行われる。造血器腫瘍についての研究例を以下に簡単に示す。

＊1　Cook, D. et al. Lessons learned from the fate of Astra Zeneca's drug pipeline: a five-dimensional framework. Nature Rev. Drug Discov. 13, 419–431（2014）

2　がんの網羅的遺伝子解析

　急性骨髄性白血病（acute myeloid leukemia：AML）は、従来よりがん細胞の染色体核型による予後分類がされてきたが、最近になり次世代シークエンサー（NGS）の技術進歩と相まって網羅的遺伝子解析が数多くなされた結果、AMLの病態と関連する遺伝子変異の全容が明らかとなりつつある[*2]。2008年に正常染色体核型AML 1 症例の全ゲノムシークエンスが報告された後、2013年にはAMLの200症例のがん細胞（白血球）の全ゲノムシークエンス、あるいは全エクソームシークエンスの網羅的遺伝子変異解析が報告された[*3]。検出された遺伝子変異の総数は1,000種類を超えたが、1 症例あたりの平均変異数は13種類となり、肺がん、乳がんなど他のがんと比べて極めて少なかった。高頻度で検出された変異はFLT3（チロシンキナーゼ）、NPM1（細胞増殖制御因子）およびDNMT3A（DNAメチル化）の 3 種類であった。いずれも他の遺伝子変異と重複する場合が多く、AML発症には細胞の増殖や分化に関わる遺伝子だけでなく、エピジェネティクスに関わる遺伝子の変異も深く関わっているものと考えられた。今後、AMLの発症、進展や再発の詳細な機構が明らかになることが期待される。

　AMLの遺伝子解析では血液試料での解析が可能だが、固形がんなどの遺伝子解析をする場合は手術時に摘出した試料や針や内視鏡を使ったバイオプシー（生検）が必要となる。しかし、最近では従来のバイオプシーに代わって侵襲性のより低いリキッドバイオプシーによるがんの遺伝子解析が注目されている。血中循環DNA（cell-free DNA：cfDNA）や血中循環がん細胞（Circulating Tumor Cell：CTC）が例として挙げられ、今後はこれらcfDNAやCTCなどの試料を用いたがんの遺伝子解析、網羅的遺伝子解析の結果が集積していくであろう。

＊2　清井　仁　急性骨髄性白血病の遺伝子異常と予後　日本内科学会雑誌　104，1180-1188（2015）

＊3　Cancer Genome Atlas Research Network. Genomic and epigenomic landscapes of adult de novo acute myeloid leukemia. N. Engl. J. Med. 368, 2059-2074（2013）

3　がんの遺伝子解析と個人情報

　さて、一般にヒト由来の試料を利用して研究を実施する場合には、"人を対象とする医学系研究に関する倫理指針（医学系指針）"に準じて実施しなければならない。がん患者由来の試料を用いたゲノム解析、遺伝子発現解析やプロテオーム解析は、本指針の下で実施することになるが、DNAやRNAの塩基配列を解析する際には、"ヒトゲノム・遺伝子解析研究に関する倫理指針（ゲノム指針）"に準じて遺伝情報を適切に扱わなければならない。具体的にはがん患者の遺伝的素因に関わるDNA解析研究、すなわち生殖細胞系列変異（germline mutation）や多型（polymorphism）を解析する研究を実施する場合が相当する。一方でがん細胞のみのゲノム、DNAに後天的に現れる遺伝子変異、いわゆる体細胞変異（somatic mutation）を単一のあるいは少数の遺伝子につき研究する場合は正常細胞との比較研究であってもゲノム指針の対象とはならず、医学系指針のもとで実施される。

　改正個人情報保護法では新たに"個人識別符号"、"要配慮個人情報"が定義されている。ゲノム関連データでは、DNAの1）全核ゲノムシークエンスデータ、2）全エクソームシークエンスデータ、3）全ゲノム1塩基多型（SNP）データ、4）互いに独立な40箇所以上のSNPから構成されるシークエンスデータ、5）9座位以上の4塩基単位繰り返し配列（short tandem repeat：STR）が個人を認証することができる遺伝型情報として個人識別符号に相当し、個人情報として定義された。たとえ分析する試料が匿名化され特定の個人を識別することができない場合であっても、上記にあげた遺伝子配列解析をした瞬間には個人を特定することができる状態になったと考えなければならない。また、これら個人識別符号またはその他の個人情報とともに患者の病歴やカルテなどの情報を利用する場合には、これらの情報は要配慮個人情報に相当し取り扱いには注意が必要となる。医学系指針、ゲノム指針いずれも個人情報の保護、適切な管理が規定されているため、個人識別符号に該当するゲノム関連データ、情報を研究、解析する場合は、両指針の趣旨を踏まえた適切な対応をとらなければならない（次頁図1）。

"個人識別符号"に相当するゲノムデータ＊：

　＊ゲノムデータ：細胞から採取されたデオキシリボ核酸（別名DNA）
　　を構成する塩基の配列を文字列で表記したもの

- ✓　全核ゲノムシークエンスデータ
- ✓　全エクソームシークエンスデータ
- ✓　全ゲノムSNPデータ
- ✓　互いに独立な40箇所以上のSNPから構成されるシークエンスデータ
- ✓　9座位以上の4塩基STR（short tandem repeat）

これらのゲノム解析データは、個人を認証することができる遺伝型情報となる。分析試料が匿名化されていたとしても、解析した場合は個人情報として扱わなければならない。

図1　改正個人情報保護法でのゲノム関連情報

　具体的には、ゲノム関連の個人識別符号を取り扱う際には、他の個人情報を取り扱う研究と同様に、個人情報の管理方法等を研究計画書に適切に記載し所属機関の倫理審査委員会の承認を得るとともに、試料・情報提供者には十分な説明を行い適切なインフォームドコンセントを受けなければならない。同意説明文書には、試料をゲノム解析することにより個人識別符号に相当するゲノムデータが取得されることを明記する必要がある。また、個人情報の安全管理措置としては、個人情報管理者を置いた組織体制を整えるとともにアクセス権管理など物理的、技術的措置や研究に関わる者への適切な教育が重要となる。さらには、共同研究者など第三者へのゲノム解析情報の提供がある場合や、海外CROに遺伝子配列解析を委託する場合などでは、種々例外規定はあるものの原則的に提供者の事前同意を要することに留意が必要となる。

4　まとめ

　近年、がん関連遺伝子の研究が急速に進んだことで、変異している遺伝子の種類によりがん細胞の性質や抗がん剤に対する感受性などが異なっている

ことが明らかとなってきた。従来は、臓器ごと（肝がん、肺がんなど）や組織ごと（腺がん、扁平上皮がんなど）にがんの分類がなされていたが、今では臓器横断的に遺伝子異常のタイプでがんを分類することが可能になり、その遺伝子を標的とした数多くの分子標的治療薬が臨床現場で使われ始めている。本章では、がんの発症などの機構解明に網羅的な遺伝子解析が有効なことを述べたが、がんに限らず他の疾病の研究にも患者由来試料の遺伝子解析研究は威力を発揮する。個人識別符号に相当するゲノムデータを取り扱う場合には、医学系指針やゲノム指針に則り個人情報の保護に細心の注意を払わなければならないが、医学系研究の進歩と人権の尊重が両立しつつ真に患者に有益な新たな医薬品、新たな抗がん剤が開発されることを期待したい。

医薬品医療機器法と再生医療等安全性確保法

平　山　佳　伸

1　医薬品医療機器法（医薬品、医療機器等の品質、有効性及び安全性の確保等に関する法律）[*1]

(1)　目的

本法の第一の目的は、医薬品、医療機器等の品質、有効性および安全性を確保し、これらの使用による保健衛生上の危害の発生および拡大の防止のために必要な規制を行うことである。その他の目的として、医療上特に必要な医薬品等の研究開発の促進のために必要な措置の実施や、危険薬物などの指定薬物の規制が明示されている。

(2)　用語の定義

業として医薬品、医療機器、再生医療等製品、医薬部外品、化粧品を製造販売する場合には本法を遵守する必要がある。このうち、医薬品、医療機器とは、①疾病の診断・治療・予防に使用すること、または②身体の構造・機能に影響を及ぼすことを目的とするものであり、医療機器は、個々の品名が政令でリストアップされている。再生医療等製品とは、疾病の治療・予防に使用すること、または身体の構造・機能の再建・修復・形成に使用することを目的とする細胞加工製品及び疾病の治療に使用することを目的とする遺伝子治療用製品であり、政令でリストアップされている。

[*1]　厚生労働省が所管する法律、関連通知は、厚生労働省のホームページ中の「厚生労働省法令等データベースサービス」（https://www.mhlw.go.jp/hourei/）で閲覧できる。
　　医薬品医療機器法
　　　https://www.mhlw.go.jp/web/t_doc?dataId=81004000&dataType=0&pageNo=1

(3) 業の許可制度

　医薬品、再生医療等製品の製造業、製造販売業、販売業は都道府県知事等の許可（海外の製造所は認定）が必要である。許可の要件として、薬剤師など一定の知識や資格を有する者を責任者とするとともに、製造業では薬局等構造設備規則、製造販売業ではGVP（Good Vigilance Practice）[*2]およびGQP（Good Quality Practice）[*3]、販売業では薬局等構造設備規則および業務体制省令が要件として規定されている。医療機器の場合は、製造業の登録、製造販売業および修理業の許可、販売業および貸与業の許可・届出等の規定がある。

(4) 製品の製造販売承認制度

　医薬品、再生医療等製品は、１品目毎に厚生労働大臣の製造販売承認が必要である。医療機器は、ヒトに対するリスクの程度に応じて３分類され、そのうち、リスクの高い高度管理医療機器のほとんどおよび管理医療機器の一部は、医薬品と同様の承認制、管理医療機器と高度管理医療機器のうち評価基準が作成された品目は、厚生労働大臣の登録を受けた登録認証機関による第三者認証制、リスクのほとんどない一般医療機器は届出制（承認は不要）である。通常の承認以外に、再生医療等製品などの場合には、ある程度の有効性、安全性が認められた時点で与えられる「条件及び期限付き承認」（期限内に正式な承認を受ける必要がある。）、国民の生命に重大な影響がある疾病(例　新型インフルエンザ)の発生時などの緊急対応が必要な場合に外国で承認している医薬品等を緊急に使用できるようにする「特例承認」がある。

(5) 承認申請に必要な資料

　品目の承認の基準として承認拒否事由が規定され、①申請された効能・効

＊2　医薬品、医薬部外品、化粧品、医療機器及び再生医療等製品の製造販売後安全管理の基準に関する省令

＊3　医薬品、医薬部外品、化粧品及び再生医療等製品の品質管理の基準に関する省令

＊4　平成26年11月21日薬食発1121第２号医薬食品局長通知「医薬品の承認申請について」別表１

果が認められない、②有効性に比較して著しく有害な作用を有することにより、使用価値が認められない、③性状・品質が保健衛生上著しく不適当などに該当しないことを認められれば承認される。そのために申請者は、医薬品（表1）、医療機器（表2）、再生医療等製品（表3）に示すような項目に関する各種試験を実施した上で、審査を受けなければならない。多くの試験に

表1　製造販売承認申請時の添付資料（医薬品）*4

	添付資料の種類	試験の種類
イ	起原又は発見の経緯及び外国における使用状況等に関する資料	1 起原又は発見の経緯 2 外国における使用状況 3 特性及び他の医薬品との比較検討等
ロ	製造方法並びに規格及び試験方法等に関する資料	1 構造決定 2 物理的化学的性質等 3 規格及び試験方法
ハ	安定性に関する資料	1 長期保存試験 2 加速試験 3 苛酷試験
ニ	薬理作用に関する資料	1 効力を裏付ける試験 2 副次的薬理・安全性薬理 3 その他の薬理
ホ	吸収、分布、代謝、排泄に関する資料	1 吸収　2 分布 3 代謝　4 排泄 5 生物学的同等性 6 その他薬物動態
ヘ	急性毒性、亜急性毒性、慢性毒性、催奇形性その他の毒性に関する資料	1 単回投与毒性 2 反復投与毒性 3 遺伝毒性 4 がん原性 5 生殖発生毒性 6 局所刺激性 7 その他の毒性
ト	臨床試験等の成績に関する資料	臨床試験成績
チ	添付文書等記載事項に関する資料	

表2　製造販売承認申請時の添付資料（医療機器）[*5]

添付資料の種類	試験の種類
イ	開発の経緯及び外国における使用状況等に関する資料	1 開発の経緯 2 類似医療機器との比較 3 外国における使用状況
ロ	設計及び開発の検証に関する資料	1 性能及び安全性に関する資料 2 その他設計検証に関する資料
ハ	基本要件基準への適合性に関する資料	1 基本要件基準への適合宣言に関する資料 2 基本要件基準への適合に関する資料
ニ	リスクマネジメントに関する資料	1 リスクマネジメント実施の体制に関する資料 2 安全上の措置を講じたハザードに関する資料
ホ	製造方法に関する資料	1 製造工程と製造所に関する資料 2 滅菌に関する資料
ヘ	臨床試験の試験成績に関する資料又はこれに代替するものとして厚生労働大臣が認める資料	1 臨床試験の試験成績に関する資料 2 臨床評価に関する資料
ト	製造販売後調査等の計画に関する資料	
チ	添付文書等記載事項に関する資料	

表3　製造販売承認申請時の添付資料（再生医療等製品）[*6]

添付資料の種類	試験の種類
イ	起原又は発見の経緯及び外国における使用状況等に関する資料	1 起原又は発見の経緯 2 外国における使用状況 3 類似する他の治療法との比較検討等
ロ	製造方法並びに規格及び試験方法等に関する資料	1 製品の構造、構成細胞、導入遺伝子 2 使用する原料、材料又はそれらの原材料 3 製造方法 4 規格及び試験方法
ハ	安定性に関する資料	輸送、保存条件、有効期間の根拠
ニ	効能、効果又は性能に関する資料	効力又は性能を裏付ける試験
ホ	体内動態に関する資料	1 生体内分布 2 その他の体内動態
ヘ	非臨床安全性に関する資料	1 一般毒性 2 その他の安全性
ト	臨床試験等の成績に関する資料	臨床試験等の試験成績
チ	リスク分析に関する資料	1 リスク対策計画 2 製造販売後使用成績調査計画 3 実施予定の臨床試験計画
リ	添付文書等記載事項に関する資料	1 添付文書案 2 効能、効果又は性能、用法及び用量又は使用方法、使用上の注意(案)等及びその設定根拠

ついてはその方法がガイドラインとして示されているが、医薬品に関する多くはICH（医薬品規制調和国際会議）[7]の場で国際的に調和したものが作成されている。また、試験の実施に当たって、安全性に関する非臨床試験はGLP（Good Laboratory Practice）[8]、臨床試験（治験）はGCP（Good Clinical Practice）[9]を遵守しなければならない。臨床試験の実施時には事前に治験計画を医薬品医療機器総合機構（PMDA）に届け出なければならず、治験実施時に発生した重篤な副作用は規定の期間内に報告しなければならない。PMDAは、治験の計画などについて対面相談を実施している。

⑹　審査

PMDAは申請者が提出した添付資料に基づき、データの信頼性やGLP、GCPの遵守状況を調査した上で、審査を行い、審査報告書を作成し、厚生労働大臣に提出する。あわせて製造所のGMP（Good Manufacturing Practice）[10]又は再生医療等製品の場合はGCTP（Good　Gene,　Cellular,　and Tissue-based Products Manufacturing Practice）[11]調査（医療機器、体外診断用医薬品の場合は、QMS（Quality　Management　System）[12]調査）を行

＊5　平成26年11月20日薬食発1120第5号医薬食品局長通知「医薬品の承認申請について」
　　別表1
＊6　平成26年8月12日薬食発0812第30号医薬食品局長通知「再生医療等製品の製造販売
　　の承認申請について」別表1
＊7　ICHに関する情報及び各種ガイドラインは、PMDAのホームページの以下のURLで
　　閲覧できる。
　　　活動内容：https://www.pmda.go.jp/int-activities/int-harmony/ich/0014.htm
　　　ガイドライン：https://www.pmda.go.jp/int-activities/int-harmony/ich/0070.html
＊8　医薬品の安全性に関する非臨床試験の実施の基準に関する省令
　　医療機器の安全性に関する非臨床試験の実施の基準に関する省令
　　再生医療等製品の安全性に関する非臨床試験の実施の基準に関する省令
＊9　医薬品の臨床試験の実施の基準に関する省令
　　医療機器の臨床試験の実施の基準に関する省令
　　再生医療等製品の臨床試験の実施の基準に関する省令
＊10　医薬品及び医薬部外品の製造管理及び品質管理の基準に関する省令
＊11　再生医療等製品の製造管理及び品質管理の基準に関する省令
＊12　医療機器及び体外診断用医薬品の製造管理及び品質管理の基準に関する省令

う。厚生労働大臣は、薬事・食品衛生審議会に承認の可否を諮問し、その答申に従い、承認を与える。

(7) 製造販売後の規制

医薬品は、市販時には承認時に作成された医薬品リスク管理計画（RMP）に基づいて、安全対策を実施する。市販直後6ヶ月間は市販直後調査により重点的に安全対策を行い、また、副作用報告制度により新たに発生する副作用を添付文書に追加するなどの対応をとる。添付文書の改定時には事前にPMDAに届け出なければならない。RMPに従い、承認までに得られなかった患者層の副作用発生状況の調査などの製造販売後調査をGPSP（Good Post-marketing Study Practice）[13]を遵守して実施し、通常、承認から8年後（希少疾病用医薬品の場合は10年後）再審査を受ける。また、医学薬学の進歩に対応し、新たに見直しが必要な場合は、再評価が行われる。医療機器の場合、必要なものについて、使用成績評価制度がある。

(8) 生物由来製品、再生医療等製品の付加的な規制

医薬品、医療機器のうち、生物を原材料等にする製品は、感染因子混入による健康被害の可能性があるため、「生物由来製品」と分類し、その中でも感染リスクが特に高い血液製剤などは「特定生物由来製品」として、他の医薬品などの規制に加えて特別な規制が行われている。原料から最終使用者に至るトレーサビリティを確保するための表示や製造・使用記録の長期保存、感染リスクのインフォームドコンセントの義務づけ、感染症報告、感染症定期報告などである。再生医療等製品も、再生医療等製品、指定再生医療等製品と分類して同様の規制がある。

---

[13] 医薬品の製造販売後の調査及び試験の実施の基準に関する省令
医療機器の製造販売後の調査及び試験の実施の基準に関する省令
再生医療等製品の製造販売後の調査及び試験の実施の基準に関する省令

⑼　医薬品等による健康被害救済制度[*14]

医薬品、再生医療等製品による副作用被害に対する補償のために副作用被害救済制度が、また、生物由来製品、再生医療等製品による感染被害には、感染被害救済制度がある。両救済制度ともPMDAが運営し、救済対象であるかどうかの判定は厚生労働省の薬事・食品衛生審議会が行っている。

⑽　希少疾病用医薬品等の開発促進

患者数が少なく、企業の開発意欲が低い希少疾病用の医薬品、医療機器、再生医療等製品の開発促進のため、厚生労働大臣は、品目を指定した上で、開発に対する助成金交付及び税制上の優遇、開発の指導助言、優先審査、最長10年間の再審査期間の付与の措置を実施している。

2　再生医療等安全性確保法（再生医療等の安全性の確保等に関する法律）[*15]

⑴　目的

細胞加工物を再生医療等の目的で患者等に提供するためには、医薬品医療機器法による製造販売承認を経て広く販売する場合以外に、臨床研究や自由診療による場合がある。本法は、これらを「特定細胞加工物」と定義し、これらを使用した再生医療等の迅速かつ安全な提供および普及の促進を図るため、再生医療等を提供する者が講ずべき措置を明らかにし、「特定細胞加工物」の製造の許可等の制度等を定めている。

---

*14　健康被害救済制度に関する情報は、PMDAのホームページ
（https://www.pmda.go.jp/relief-services/outline/0001.html）で閲覧できる。
*15　厚生労働省が所管する法律、関連通知は、厚生労働省のホームページ中の「厚生労働省法令等データベースサービス」（https://www.mhlw.go.jp/hourei/）で閲覧できる。
　　再生医療等安全性確保法
　　　https://www.mhlw.go.jp/web/t_doc?dataId=80ab3649&dataType=0&pageNo=1

(2) 再生医療等提供者の規制

　再生医療等をリスクに対応して3分類し、それぞれの分類別に規制の内容が異なる。iPS細胞やES細胞を用いるような新規性がありリスクが高い場合を第1種、体性幹細胞を用いるような実施例がありリスクが中程度の場合を第2種、体細胞を加工するなど実施数が多くありリスクが低い場合を第3種としている。第3種の場合、実施医療機関で提供計画を作成し、認定再生医療等委員会で審査した後、厚生労働大臣に計画を届け出て実施する。第2種の場合は、実施医療機関で提供計画を作成、特定認定再生医療等委員会で審査した後、厚生労働大臣に計画を届け出て実施する。第1種の場合、実施医療機関で提供計画を作成、特定認定再生医療等委員会で審査した後、厚生労働大臣に計画を届け出、90日の提供制限期間に厚生科学審議会の意見を踏まえた厚生労働大臣の計画変更命令がなければ実施する。認定再生医療等委員会は、医療機関等が設立するもので、定められた基準を満たし、厚生労働省の認定を受ける。特定認定再生医療等委員会は認定再生医療等委員会のうち、高度の審査能力があり、第三者性が強い基準を満たし、厚生労働大臣が認定する。

(3) 製造施設の規制

　特定細胞加工物を製造する施設（細胞培養加工施設）は、構造設備基準および製造管理・品質管理等の基準を満たす場合、国内の医療機関内の施設では厚生労働大臣に届け出し、また、国内の医療機関以外の施設は許可、海外の施設は認定を厚生労働大臣から受ける。

(4) 再生医療等の実施時の規制

　再生医療等を実施する場合、(2)で決定した提供計画に従い、(3)の自施設で製造するか他施設に委託して製造し、患者に使用することになる。重大事態が発生した場合、厚生労働省に報告義務があり、また、実績について1年毎の定期報告が必要である。

Ⅳ　ヒト組織を用いた創薬研究、
　　バイオバンクのELSI

創薬研究においては、バイオバンクで保存し
ているヒト組織・細胞やゲノム情報などを、
いわゆる「ビッグデータ」として創薬研究に
活用するバイオ・インフォマティクス、そし
て医療機関から直接に供される生きたヒト組
織・細胞を創薬研究に活用する薬理・毒性試
験がある。本章では、それぞれの倫理的・法
的・社会的な課題を検討する。

バイオバンクにおける個人情報の保護

峯　岸　直　子

1　創薬研究に関連するバイオバンクの現状

　バイオバンクとは生体試料を収集・保管するシステムの総称であるが、本稿では、ヒトの生体試料・ゲノム情報・医療情報を扱うものに限定し、個人情報を保護しながら医学・創薬研究を推進させるための方策について概説する。

　バイオバンクでは、多数のヒトから採取された血液や尿、手術組織などの生体試料を、健康に関連する生活習慣や環境要因および医療関係の情報等と共に収集・保管している。世界各地で大規模なバイオバンクの構築が進み、わが国でも、病院受診者の試料・情報を集めるバイオバンク（バイオバンクジャパン、ナショナルセンターバイオバンクネットワーク等）と、一般住民を対象とする前向きコホート研究の試料・情報を集めるバイオバンク（東北メディカル・メガバンク計画バイオバンク等）が構築され、医学・創薬研究に貢献している[*1]。

　個人毎のゲノム塩基配列の違い（**遺伝子多型**）に関する情報が蓄積した結果、生活習慣病等の一般的な疾患においても出現頻度の低い遺伝子多型が多数関わることや、民族によって遺伝子多型の分布や疾患発症との関係が大きく異なることが明らかとなった。また、疾患原因とされる遺伝子多型について、その発症確率を正確に把握するには、より多くの情報が必要であることも示されている[*2]。

＊1　山本雅之、荻島創一　編　ヒト疾患のデータベースとバイオバンク　実験医学増刊　羊土社　35：2826-3037，2017.

＊2　Wright CF, et al. Assessing the pathogenicity, penetrance, and expressivity of putative disease-causing variants in a population setting. Am J Hum Genet 104: 275-286, 2019.

　そのため、疾患原因遺伝子多型の研究には民族を超えた大規模な解析データの蓄積が必須とされ、バイオバンク間の連携や、国際的情報共有体制の構築が進んでおり[*3]、個人情報保護に関する対応にも国際的な視野が必要となっている。

　なお、バイオバンクでは、試料・情報の二次利用や第三者提供に関する内容も含めて、利益・不利益についての十分な説明がなされた上で、提供者から書面による同意を取得している。また、提供先や研究内容についても情報を公開している。この点で、バイオバンクは、「医療分野の研究開発に資するための匿名加工医療情報に関する法律（次世代医療基盤法）」に基づく活動や、個人向け遺伝子解析サービスによって収集された情報の二次的な利用とは異なっている。

2　バイオバンクにおける個人情報保護の規定

　インターネットやビッグデータ解析の発展に対応して、我が国・欧州（EU参加各国）・米国において、個人情報保護に関する規定の改定が行われた[*4,5]。それらにおいては、医学研究に対して部分的な適応除外が認められたものの、特に、ゲノム情報の機微性が問題とされ、医療情報・ゲノム情報・生体試料について、従来よりも厳格な管理が必要となった。ただ、研究者の側から、現状の規定では医学・創薬研究の進展を阻害するという意見も多くあり、国内外ともに、個人情報保護と医学・創薬研究の双方が尊重される方向性への修正が検討されている。

＊3　https://www.ga4gh.org/

＊4　Marelli L, et al. Scrutinizing the EU General Data Protection Regulation. How will new decentralized governance impact research ? Science 360: 496-498, 2018.

＊5　Bledsoe MJ. The Final Common Rule: Implications for biobanks. Biopreserv Biobank 15: 283-284, 2017.

3　バイオバンクで行われている個人情報保護のための方策

　バイオバンクの試料・情報は匿名化された個人番号で管理される。しかし、多くの場合は、提供者の追跡情報の収集、試料の継時的収集、追跡可能性の確保、同意撤回等の処理のために、提供者に紐づいた管理が必要となり、提供者との関係を完全に遮断する匿名化（anonymization）ではなく、対応表等により提供者の情報を回復可能な方法（pseudonymization）が採用されている[*4,6]。

　バイオバンクに入った情報は、氏名、詳細な住所、生年月日等の十数項目を削除する方法による個人情報除去（de-identification）を経た後に利用可能となる。情報の組み合わせによる個人同定のリスクを回避するために、一部では専門家による統計的な個人特定性リスク判定も行われている[*4,6]。

　ゲノム情報や医療情報などの漏洩・流出・盗用を防ぐために、入退室の認証管理、インターネットシステムからの隔離、アクセス制限などの厳重な情報セキュリティ管理が行われている。また、共同研究や試料・情報提供時の契約の中でも、個人情報保護や情報セキュリティについて詳細に定めている。欧州では情報セキュリティに関する査察の規定があり[*4]、筆者の所属するバイオバンクでも、試料・情報の外部提供を行う部署に限ってではあるが、情報セキュリティの国際認証（ISO27001）を取得し、定期的審査を受けている。

　情報の最小化は個人特定性リスクを減少させる。そのため、試料・情報分譲審査委員会や倫理委員会の審査項目の1項目として「研究目的達成に必要最小限の試料・情報を使うこと」が挙げられている。大量の情報の解析であっても、安全な専用ルートから中央システム（特定のスーパーコンピューターやクラウド上で医療情報や全ゲノム解析データなどの膨大な情報を扱う）にアクセスし、解析もその中で行う仕組みがあれば、外部に持ち出され

＊6　https://www.hhs.gov/hipaa/for-professionals/privacy/special-topics/de-identification/index.html

る情報は、統計情報などの個人特定性のない情報のみとすることができる*7。

　試料・情報利用の透明性や追跡可能性の確保を目的として、試料・情報の提供先や研究内容をウェブ上で公開し、オプトアウトの機会を提供することも行われている。また、共同研究や試料・情報譲渡の契約の中に、提供先からの定期報告、目的外使用及び第三者提供の禁止を規定している。

　なお、ゲノム情報は生体試料から容易に取り出せることから、完全匿名化された生体試料の提供の場合も、情報の最小化や試料・情報利用の透明性・追跡可能性に関する配慮が必要である。

　同意撤回の申し出があった場合、その人に紐づく試料・情報は廃棄される（忘れられる権利）。ただ、データ公開後や論文発表後、統計解析データの一部に含まれる場合など、個々の削除が難しい場合については、同意取得の際に説明を行い、事前に了解を得ておくことが多い。

4　人権の尊重

　ゲノム情報は、個人を特定可能な情報であり、一生を通じて不変で、血縁関係のある人に継承されることから、その利用による人権侵害を予防する手立てが必要である。

　試料・情報の提供者には、自身に関わる解析情報を「知る権利」と、不利益となる情報を「知らずにいる権利」がある。しかし、一部では提供者にゲノム情報等を提供する試みが行われているものの、現段階では「知る権利」や「知らずにいる権利」を完全に満たすことは難しい。その理由として、1）バイオバンクは研究を主目的としており、臨床検査に匹敵する解析精度の確保や、結果説明時に必要な遺伝専門医・遺伝カウンセラーの配置などが困難な場合がある、2）遺伝情報の継承性を考慮すると、提供者の親族の「知る権利」「知らずにいる権利」も考慮する必要がある、3）ヒトゲノム研究やその医療への応用は非常に未熟な段階であり、ごく一部の遺伝情報の意義付

＊7　Wallace SE. What does anonymization mean？ DataSHIELD and the need for consensus on anonymization terminology. Biopreserv Biobank 14: 224-230, 2016.

けがなされたにすぎず、情報の確度が低い、4）提供者が部分的な遺伝情報を知ることによって被る不利益の予測が困難である、5）バイオバンクと試料提供者双方の費用負担が大きいなどが挙げられている。

　法医学分野においても、ゲノム情報は個人を特定する強力な情報である。そのため、海外では、警察等によるバイオバンク情報の利用に法的な制限を加えている国も多い。最近では、公開データベース上の遺伝情報からも犯人が同定されるなど、ゲノム情報の個人特定性については新たな課題も浮上している。

　海外の多くの国では、雇用や医療保険における遺伝情報による差別を禁じている[8]。生命保険については議論があるが、法的に規制している国もあり、保険会社の側でも行動規範の制定等が検討されていると聞く。疾患遺伝子研究はまだ未成熟な段階にあり、疾患リスクに関して十分な信頼性が得られているとは言い難い。正確性の観点からも、保険との関係は慎重に検討する必要がある。

　最近の報告では、約1割の人に何らかの疾患原因となる既知の遺伝子多型が存在するとされ[9]、疾患遺伝子に関する情報の蓄積が不十分な現状を考慮すると、今後、何らかの疾患原因遺伝子を持つ人の割合はさらに高くなることが予想される。バイオバンクに限らず、病院等でもゲノム解析が実施される時代となり、その情報が提供者に伝えられる機会は増え続けている。ゲノム情報の恩恵とともに、その不利益と人権保護に関しても、各個人に関わる問題として議論を進めていく必要がある。

5　今後の方向性

　バイオバンクは、個人情報保護に関する規定および提供者の同意内容に

＊8　Joly Y, et al. Comparative approaches to genetic discrimination: Chasing shadows？ Trends Genet, 33: 299–302, 2017.

＊9　Ceyhan-Birsoy O, et al. Interpretation of genomic sequencing results in healthy and ill newborns: Results from the BabySeq project. Am J Hum Genet 104: 76–93, 2019.

則った活動を行っているが、ゲノムや医療情報の持つ特殊性や、説明者（医療関係者）と同意者（患者や一般人）の知識や立場の差にも考慮し、同意を持って提供者に責を負わせることが難しい場面も想定する必要がある。

　遺伝子と疾患の関係については未解明の部分が非常に大きく、バイオバンクの活動にともなって、将来、現時点では予測不能な不利益が発生する可能性も否定はできない。かといって、不利益の可能性を理由に、バイオバンクの活動や、疾患の予防や治療につながる研究が萎縮することは避けなければならない。

　欧米、韓国、台湾等、ゲノム情報に関する人権保護の規定とともに、バイオバンク活動推進のための法律を持つ国も多い。個人的見解ではあるが、バイオバンク設立が相次ぐわが国においても、個人情報の保護、人権の保護とともに、「科学者の社会的責任」と「社会の科学利用責任」[*10]の双方を満たす法的枠組みを持つことが、医学・創薬研究の活性化を通して、国民全体の利益につながると考える。

　なお、本稿の内容は、筆者の所属組織を代表するものではなく、その責任は筆者個人にある。

---

*10　奥田純一郎. 学問の自由と生命倫理. 米村滋人編　生命科学と法の近未来, 信山社, 87-96, 2018.

日本と外国における創薬研究用のバイオバンク

鈴　木　　聡・深　尾　　立

はじめに

　ドイツ連邦共和国バイエルン州には、サノフィー、第一三共、バイエル、ベーリンガー・インゲルハイム、ロッシュなどグローバルな製薬会社をはじめ大小300社以上の製薬会社、バイオベンチャー企業が研究所を構え、創薬産業は自動車産業、精密機器産業と並んでバイエルン州の重要な産業となっている。この度バイエルン州の州都ミュンヘンにあるバイオバンクを視察する機会を得たので（2018年3月11日〜15日）、国内のバイオバンクとミュンヘンのバイオバンクの現状を報告する。

1　日本のバイオバンク

　わが国で、創薬研究においてヒト組織の有用性が本格的に論じられたのは、1998年の厚生科学審議会先端医療技術評価部会専門委員会が纏めた「手術等で摘出されたヒト組織を用いた研究開発の在り方」[1]（黒川答申、http://www1.mhlw.go.jp/shingi/s9812/s1216-2_10.html）に遡る。　同答申は、ヒト組織を創薬研究に用いることで、化合物の薬効や代謝機序を正確に把握することができ、さらに疾病メカニズムの解析や治療法、診断方法の開発等医療に貢献できるとしている。

　黒川答申は、1997年に欧米の当局が薬物相互作用ガイドライン[2,3]を制定

---

*　1　奥田純一郎＝深尾立（編）『バイオバンクの展開—人間の尊厳と医科学研究—』（上智大学出版、2016年）331-337頁。

*　2　Guidance for industry: Drug metabolism/drug interaction studies in the drug development process: Studies *in vitro*（FDA, 1997）.

*　3　Note for guidance on the investigation of drug interactions（EMEA, 1997）.

して、薬物動態研究にヒト肝ミクロソーム画分、そして肝細胞を用いた*in vitro*試験結果を申請書に求めるようになったことを受けて纏められたわけであるが、この答申を受け当時の厚生省は2000年10月ヒューマンサイエンス振興財団に研究資源バンク（HSRRB）を設置し、13の医療機関と提携して手術摘出組織のバンク業務を開始した。しかしながら、そのバンク事業は既に報告したとおり研究者の求めるヒト試料、細胞の供給に至ることはできず、2013年にバンク業務を医薬基盤研究所（医薬基盤・健康・栄養研究所）に移管した[*4]。

　第2次安倍内閣が、創薬、医療産業を成長戦略の一環ととらえ、それまで各省庁で別個に行っていた研究助成を一元化して効率的に管理するため日本医療研究開発機構（AMED）を設立し、基盤研究事業部にはバイオバンク課を設けた。AMEDは現在以下の3大メガバンク、既存の大学病院バイオバンクの支援と有機的な連携を通じ、創薬、医療産業の振興を目標として、以下のような活動を行っている。

・バイオバンク・ジャパン（BBJ）は、2003年にオーダーメイド医療実現化プロジェクトをめざす研究基盤として構築されたもので、47疾患、20万人の患者の血液を収集し、そしてDNA、患者情報と共に研究してきた。2013年からは、さらに38種類の疾患を加え血液を収集し、DNA、カルテ情報、ゲノム情報を活用できる基盤を整えた。

・ナショナルセンターバイオバンクネットワーク（NCBN）は、2011年にそれまでがん、循環器、精神・神経、成育、国際、長寿の6つのナショナルセンターがそれぞれの専門性を生かして収集してきた生体試料（血液、病理組織）を統合して、産官学の研究者が活用できるネットワークシステムを構築した。

・東北メディカルメガバンク（ToMMo）は、東日本大震災の被災地復興の一環で設立されたもので、被災地域の住民15万人から血液、尿等を収集し、長期にわたって健康情報を追跡することを目標としている。健常人を含め3世代にわたった試料をも収集していることが特色で、さらに

＊4　奥田純一郎＝深尾立（編）『バイオバンクの展開—人間の尊厳と医科学研究—』（上智大学出版、2016年）87-97頁。

同意のとれたドナーの全ゲノム解析も行っていて、収集した試料だけでなく、解析した遺伝子情報も産官学の研究者に分譲し、遺伝子情報と被災者の環境要因が複合的に影響して生じる疾病の研究を振興している。

・筑波大学、その他いくつかの国公立大学医学部附属病院が検査のために採血した血液や病理標本の残余分をバンキングし、AMEDの支援の下大学のバンクは拡充してきており、研究者は現在多くのヒト試料にアクセスできる状況にある。

しかしながらこれらのバンクで扱っている試料も凍結、固定試料が中心で、研究者が新鮮組織を入手することは容易ではなく、海外からの輸入または、研究者個人で対応してもらえる医療機関を探し、共同研究、委託研究等を通じて行っているのが現状である。

2　ドイツのバイオバンク

ドイツ国内のバイオバンクに関しては、その登録機関であるDeutschs Biobanken-Register（http://www.biobanken.de/）で、その概要を知ることができる。大学附属病院病理部を中心に設置されたバイオバンクは現在、EUが2010年から開始したBioSHaREプロジェクトでバンクの標準化が図られて、高品質の凍結および固定試料がバンキングされている。

一方、今回視察を行ったドイツミュンヘン地区のバイオバンクは、1997年に欧米の当局で制定された薬物相互作用ガイドラインに対処するために設立されたもので、当時ミュンヘン地区の産学の研究者らが、Universität Regensburg（レーゲンズブルグ大学）外科教授・病院長のKarl-Walter Jauch M.D., Ph.D.の協力を得て、2000年12月18日にStiftung Human Tissue & Cell Research（HTCR財団、https://www.htcr.de/）を設立したものである。同財団は、主に大腸癌の肝転移患者の手術で摘出された肝臓から肝細胞を調製し、非凍結、非固定で研究者に供給できるような基盤整備を行った。翌年にはRegensburg大学からHepaCultが独立し、手術室から摘出された組織の受け取りから、肝細胞の調製、研究者への試料発送までの一連の実務を担当するようになった。その後、Jauch教授が2002年にドイツを代表するLudwig-

Maximilians-Universität München Klinikum（ミュンヘン大学）外科部長（現在は病院長）に転任されたのにともない、バンク事業の拠点もミュンヘンに移転し事業を拡大して、薬物動態研究への肝由来試料の供給だけでなく、探索研究、薬理研究等へ新鮮ヒト組織を広く供給するようになった（図1）。

　ヒト組織を入手する研究者は、HTCR財団に入会して研究申請を行う。研究計画は、HTCR内のIRBで審査され、承認が得られた後に、HTCR財団からミュンヘン大学附属病院に組織提供の依頼を行う。手術日には、HepaCultの職員がハーベスト部隊として手術室前で待機し、手術切除後速やかに組織を受け取り、組織を別棟の病理学教室に運び病理診断に必要な部位の切除を受け、残余組織を隣接しているHepaCultのラボに運び込み、研究者向けに発送する。2018年は、大腸がん、膵臓がん、肝臓がん、胃がん、腎臓がん、肺がん等の組織も供給したとのことであった。

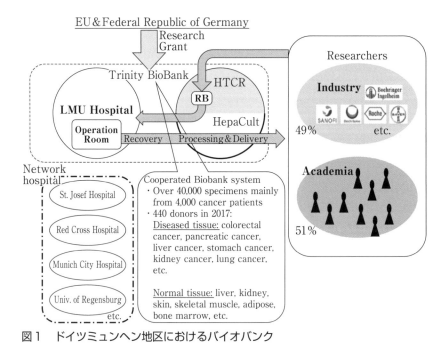

図1　ドイツミュンヘン地区におけるバイオバンク

3　エコシステムにおける日本のバイオバンク

　メガバンクで収集した試料は、各種コホート研究、Omics解析を通じた疾病の新規ターゲットの探索等について極めて有用であり、欧米諸国をはじめ、わが国でもメガバンクの基盤整備を行ってきた。一方で、薬効・薬理、薬物動態、安全性研究を行うためには生理活性を保持した生細胞が必要である。ドイツミュンヘン地区ではHTCR財団を設立して、ミュンヘン大学、HepaCultと共同して、手術で摘出された組織、そしてまたその組織から高い生存率の細胞を調製して非凍結、非固定で速やかに研究者に供給してきた。

　エコシステムとは本来「生態系」を意味する科学用語であるが、近年「複数の機関が結びつき、共存共栄していく循環型社会」という意味で使われている。ミュンヘンの新鮮ヒト組織供給は、HTCR財団、ミュンヘン大学、HepaCultの3つの機関が三位一体となって行っていて、研究者は摘出後のアーティファクトを最小化した組織、細胞を入手して、効率的に創薬研究が行えるようになった。その形態は、まさにイノベーション・エコシステムといえる。翻って、わが国ではHSRRBが手術切除組織のバンク事業を模索したが軌道にはのらず、ヒト組織、細胞を海外からの輸入に頼り続け、現在に至っている。

　また、バイオバンク・ジャパン（BBJ）、そしてナショナルセンターバイオバンクネットワーク（NCBN）によって、患者血液も広く収集され既に研究者に供されているが、探索研究にはこれら疾患血液と比較対照となる健常人血液も必要となる。米国では、米国赤十字社が無償の献血業務を行っているのと並行して、民間の血液銀行FDAの許認可の下に運営されていて有償による献血業務を行い、血液製剤が作られ医療に利用されているが、余剰血は創薬、医療産業にも回されて様々な研究に使われている。一方、わが国は民間の血液銀行で集めた血液製剤が感染症を広めてしまったことから、1990年に民間血液バンクが廃止され、現在は国が唯一認めた日本赤十字社が献血業務を行っていて、余剰血の研究利用は認められていない。そのため、研究

機関では社内ボランティアによる献血で、このニーズに対応してきているものの、昨今欧米では会社職員を「社会的に弱い立場にある者」として定義して、社内ボランティアによる献血を原則禁止し、その波はわが国にも押し寄せている。

　過去の薬害の不幸な歴史を反省し責任の所在を認め、その歴史を心に刻む真の目的は、薬害を起こしてしまった当事者を恨み続け会社を倒産に追い込むことではなく、被害者を救済すると同時に薬害の歴史の教訓を銘記し不幸の再演を防ぎ、将来の医療をより良く切り拓くことであるはずである。わが国がより安全で有効な医薬品開発そして個別化医療開発の推進を目指すのであれば、研究者が求めているヒト組織・細胞そして血液を海外に頼るのではなく、国内で自給できるような基盤整備が必要である。行政あるいは政治家も含む国も協力して現状改革に取り組んでいくことが急務であり、メガバンク、エコシステムバンク（バーチャルバンク）両者が有機的に連携して活動できるような仕組み（図２）が必要であり、医療関係者、創薬研究者だけでな

Mega banks and virtual biobanks

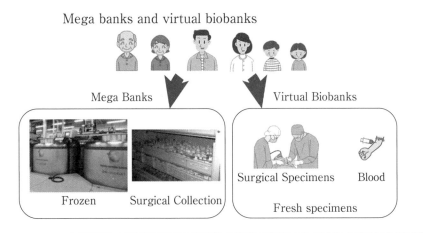

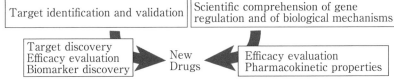

図２　メガバンクとエコシステムバンク（バーチャルバンク）の共働

く法学研究者、報道関係者等も英知を結集して、共働することが重要である。

謝辞：今回のミュンヘンバイオバンク視察の趣旨を理解し、快く協力してい
　　　ただきました、第一三共株式会社　安東　治博士、栗原　厚博士、三
　　　浦慎一博士、Jürgen Müller博士に深謝いたします。

外資系製薬企業における創薬研究用の
バイオバンク

檜　杖　昌　則

1　バイオバンク利用の基本的背景

　グローバル製薬企業の多くでは、研究プログラムの一環として創薬研究に用いるためにヒト生体試料を収集し、バイオバンク・ティシュー（組織）バンクとして保管（バンク化）している。ここで収集する生体試料は、正常組織、疾患組織および生体液試料等であるが、これらは、自社で実施した臨床試験および市販試料の購入を通じて、また、自社で収集できない試料や市販品として購入できない試料については、外部機関との共同研究などを通じて収集される。臨床試験を通じて収集する場合、治験審査委員会または独立倫理委員会で審査承認された同意説明文書による被験者（試料提供者）との同意を必須とし、また、収集された試料の個人情報は厳格に保護される。個人を同定する情報は治験実施施設で保持され、バンクおよび試料を用いる研究者にはこれらの情報は受け渡されない。

2　有意義なバイオバンクとは

　収集されたヒト生体試料が創薬研究において有効に利用されるためには、その生体試料がどのような背景を有するのか、関連情報を付随させて収集・保管することが重要である。ここでいう関連情報とは、試料提供者の年齢・性別等といった基本情報に加え、既往歴・現病歴といった診療情報および病理診断情報である。また、疾患によっては、家族の既往歴などの家族情報も有用となる場合もある。これらの情報が関連づけられることにより、精度の高い創薬研究が可能となる。自社のバイオバンクの場合、研究によって得られたゲノム情報なども蓄積され、バイオバンクの有用性がさらに高まること

となる。

3　バイオバンクの利用状況

　臨床試験を通じてバイオバンクに収集されるヒト生体試料には、将来的に探索的研究で幅広く利用できる内容でインフォームドコンセントを取得した試料と、治験実施計画書で規定した検討での利用に限定して収集した試料がある。外部機関から収集されたものも含め最も多くを占めるのは、治験実施計画書で利用が規定された臨床試験からの試料であり、探索的研究で幅広く利用できる内容でインフォームドコンセントを取得した試料と市販試料の購入あるいは外部機関との共同研究などを通じて収集された試料が残りの半数ずつを占める。臨床試験で収集される試料の多くは第2相臨床試験または第3相臨床試験によるものが多いが、第1相臨床試験から収集される場合もある。また、購入を含め外部機関から入手した試料としては、全脳を含む正常組織パネルや腫瘍組織パネルあるいはその他の疾患組織などがある。これらは、ホルマリン固定パラフィン包埋試料、凍結切片、組織ブロックあるいは新鮮凍結組織として入手されることが多いが、購入を含め外部機関から入手した試料は、病理研究者によって所定のクオリティを満たすことを確認したのち、適切に承認された研究計画に基づき研究者に供給されている。また、自社のバイオバンクだけではなく、大学病院と連携することにより、外部のバイオバンクを利用することも行っている。また、生体液試料として、DNA、血漿、血清、尿、脳脊髄液などの試料もバンクとして保管している。

　バイオバンクに収集された生体試料は研究者からの申請に応じて供給されるが、バイオバンクの利用申請は年々増加しており、直近の実績では6年前と比べて約5倍の利用がされている。利用が最も多い疾患領域はがん領域であり、次いで心血管代謝領域、神経科学領域の研究等に多く用いられている。バイオバンクのサンプルが利用される研究は多岐にわたるが、疾患発症機序や病態生理の解明、創薬標的の同定および妥当性の検証、有効性バイオマーカーの探索、安全性バイオマーカーの探索、有害事象の原因の検索および同定、患者層別化マーカーの探索、薬剤耐性機構の研究、競合品との差別

化研究などが行われている。これらの研究にあたっては、先に述べたように研究内容あるいは試料の使用内容が治験審査委員会または独立倫理委員会で承認された同意説明文書に明記されている必要がある。提案された試料の使用内容が同意説明文書に記載されていない場合、あるいは使用の範囲が不明確である場合、改めて倫理承認および適切な場合は試料提供者の同意を得る必要がある。また、外部から入手した試料においては、試料入手時の契約に記載された内容のみでの使用となる。

4　今後の展開

　製薬業界では、近年オープンイノベーションとして産学連携での研究が盛んに行われるようになってきているが、バイオバンクに関しても、自社に有するバンクのみではなく、世界各地の大学や公的機関などと連携することにより、社外でバンク化されているヒト生体試料へのアクセスも増えている。今後このような方向でのバンク化された生体試料の利用もますます盛んになっていくと思われる。

　革新的な治療を可能とする医薬品のニューモダリティー（プレシジョンメディシン、再生医療、遺伝子治療、その他先端的な科学で創製される医薬品）を展開していくためには創薬研究におけるヒト生体試料の利用は必須であり、バイオバンクは創薬において不可欠のものとなるであろう。

ヒト組織を用いた創薬研究

吉　松　賢太郎

　創薬研究は、臨床試験（治験：承認申請を目指した臨床試験）に進む前の非臨床試験の段階において、ヒトの病態の発生・進展・自然治癒のメカニズムに関わる分子を同定あるいはin vitroや動物モデルで再現することから開始される。臨床の病態全体あるいはその一部を反映する評価系において、薬の候補となる生理活性物質・化合物・抗体等のタンパク・核酸・細胞などを調製し、それが病態を正常化・軽減あるいは症状を改善する効果を発揮する可能性のある薬効の指標・バイオマーカーの変化をとらえ（非臨床Proof of Concept）、安全性プロファイルを明確にし、ヒトに投与した時に吸収・分布・代謝・排泄（薬物動態）がどうなるかを可能な限り明らかにした上で、臨床において対象疾患に対する治療薬としての安全性・有効性を確認していく。その非臨床段階の研究開発は一般に考えられているよりも膨大な作業であり、創薬研究を開始してから約8年、研究開発費全体の約5割が投入される。そのように多くのリソースが投入され種々検討され臨床試験に進むが、臨床開発段階の成功確率は、全ての疾患領域で9.6％であり、成功確率の高い血液疾患でも26.9％、感染症で19.1％、成功確率の低い神経疾患では8.4％、精神疾患で6.2％、がんでは5.1％と報告されている[1]。特に、アルツハイマー病に至っては成功確率が0.4％という報告になっている[2]。

　その開発の失敗の原因としては、歴史的には体内動態とするものが多く、分子生物学の成果が生かされはじめた創薬の時代においても、終結したプロ

＊1　David W. Thomas, Justin Burns, John Audette, Adam Carroll, Corey Dow-Hygelund and Michael Hay, "Clinical development success rates 2006-2015"（Biotechnology Innovation Organization, 2016）

＊2　Jeffrey L Cummings, Travis Morstorf and Kate Zhong, "Alzheimer's disease drug-development pipeline: few candidates, frequent failures", Alzheimer's Research & Therapy, 2014 Vol 6, 37.

ジェクトの約40％に及んでいたが、その後の2001年の調査では約10％に減少している[3]。これは、経口薬剤の消化管吸収や代謝に大きな影響を与える化合物の物性評価（溶解性、脂溶性）やin vitroでの肝ミクロソーム（P450などの薬物代謝酵素を含有した動物やヒトの肝組織を破砕し顆粒成分としたもの）を用いた代謝安定性評価により、薬剤に適していない化合物を除くスクリーニングシステムが確立されたことが最初に挙げられる。そして、ヒト体内動態の予測の方法の進歩と、さらにPK-PD（Pharmacokinetics-Pharmacodynamics、薬物動態と薬力学を組み合わせて関連づけることによりヒトでの有効濃度・有効量を解析する）の重要性の理解が深まってきたことが大きい。in vitroでの代謝（ヒト肝ミクロソーム、ヒト肝細胞の利用）、その化合物の代謝がヒトに類似した動物種を用いたin vivo代謝試験、ヒト細胞・組織を用いたバイオマーカー検討などにより、ヒトにおけるPK-PDの予測が向上し、臨床において体内動態が原因で開発が中止されるケースが大きく減少した。さらに、最近の論文[4]においてAstraZeneca社の研究者が2012年〜2016年に終結したプロジェクトの原因を解析しており、非臨床段階では安全性が約5割、フェーズ1では安全性と薬効が約4割であり、フェーズ2では薬効が約8割と圧倒的に薬効の発揮が不十分なために開発が終結となることを報告している。安全性に関しては薬物標的の生理的役割や病態形成における役割を理解した上で、ヒトにおける安全性上のリスクの予測を行うことが必要であり、そのリスクの予測を可能にする安全性評価システムを確立することが重要といえる。ヒトにおける予測をより向上するために、in vitroの3次元培養ヒト肝細胞系（オルガノイド）やiPS細胞由来心筋細胞をスクリーニング系として組み込みリスクのある化合物を除くとともに、種差が想定される課題に対して、動物とヒト細胞のin vitro培養系で比較することで、

＊3　Ismail Kola and John Landis, "Can the pharmaceutical industry reduce attrition rates?", Nature Reviews Drug Discovery, 2004 Vol 3, 711.

＊4　Paul Morgan, Dean G. Brown, Simon Lennard, Mark J. Anderton, J. Carl Barrett, Ulf Eriksson, Mark Fidock, Bengt Hamrén, Anthony Johnson, Ruth E. March, James Matcham, Jerome Mettetal, David J. Nicholls, Stefan Platz, Steve Rees, Michael A. Snowden and Menelas N. Pangalos, "Impact of a five-dimensional framework on R&D productivity at AstraZeneca", Nature Reviews Drug Discovery, 2018 Vol 17, 167.

動物実験で認められた毒性がヒトで起こり得る問題であるかを検討することも可能になってきている。その一例として、ブロモドメインタンパクBRD4阻害剤のAZD5153は、イヌにおいて治療用量より低い用量で重度の消化管障害を引き起こしたことから、以前であれば終結になっていたと考えられるが、ラット、イヌ、ヒトの腸のオルガノイド培養系を用いて、種々のBRD4阻害剤の評価を通じた比較検討結果により、臨床試験に入る妥当性が示されたと報告されている。

　薬効面に関しては、疾患領域の特異性を考慮する必要があるが、患者選択バイオマーカーの有無で、臨床開発の成功確率に25.9%vs 8.4%と約3倍の違いがある[*1]ことに留意をする必要がある。The right drug for the right patientsを達成していくのに、バイオマーカーは重要であり、例えば、がん領域においては、臓器や組織型（例えば非小細胞肺がん）をもとに適応を決めていた時代から、その治療薬の効果がより期待できる限定した患者（例えば、HER-2分子のがん細胞膜上の過剰発現を有する乳がん、EGF受容体遺伝子変異を有する非小細胞肺がん、ALK融合遺伝子を有する非小細胞肺がんなど）を対象とする個別化医療が重要になってきている。このような個別化治療の創薬を行っていくためには、そのような遺伝子異常のある患者のがん組織を創薬に利用できることが必要になっている。非小細胞肺がんにおいては、これら個別化医療の実現によって、2000年前半までの標準的治療法であった2剤併用化学療法に比べ、非小細胞肺がん全体の患者の約3割を占めるEGF受容体遺伝子変異陽性グループに対して、経口EGF受容体キナーゼ阻害剤により予後の改善が示された。また、非小細胞肺がんの2〜5%程度と割合は少ないがALK遺伝子融合を有する非小細胞肺がんに対して、経口ALK阻害キナーゼ剤は90%以上の奏効率が報告をされている。

　ヒト細胞・組織を利用することによる創薬の成果は、がん領域のみならず感染症領域おいても示されている。感染症領域は、in vitroで感染体自身あるいは細胞に感染した感染体の増殖を抑制する活性を指標とするため、比較的容易にヒトにおける有効濃度の推定が可能である。例えば、ヒト免疫不全ウイルス（HIV）という後天性免疫不全症候群（エイズ）を発症するウイルスは、1983年に発見された後、ヒト細胞株を用いた培養系が確立され、1987

年には最初の抗HIV剤が承認され、現在ではHAART療法という多剤併用療法によりHIV感染患者の予後は著しく改善した。一方で、C型肝炎ウイルス（HCV）のように、全ゲノム配列が1989年に解明をされ、薬剤の標的候補が明らかにされたが、HCVウイルスの増殖系の確立は容易でなく抗HCV剤の創出に時間を要した。1999年にHCVレプリコンというHCVの非構造遺伝子を翻訳し、HCVゲノムを自己複製できる細胞株を、多くのヒト細胞株や初代肝細胞株をスクリーニングすることにより見出したことによって、HCVの細胞内複製機構の検討が可能となり、さらに多くの工夫の結果として、2005年には感染力の高いHCVウイルスを試験管内で増やすことに成功した。HCV遺伝子配列の情報をもとに、HCV増殖系でHCVの複製を抑制するHCVプロテアーゼ阻害剤の創出が2011年に行われ、現在においては、インターフェロンを使用しない複数の低分子抗HCV剤の併用により、ほぼ100％HCVを排除できることが示されている。このように、ヒト細胞株を用いたHCV増殖系によって抗HCV剤の創薬に結びついたといえる。

　一方で、中枢神経系疾患のアルツハイマー病（記憶障害を中心とした認知機能障害を主な症状とする認知症であり、海馬を中心とする大脳皮質の移植とアミロイド斑と神経原繊維変化を特徴とする）の創薬においては、多くの創薬の試みが行われてきているが、治療薬として承認されている薬剤としてはアセチルコリンエステラーゼの阻害により脳内のアセチルコリン量を増加させる薬剤とグルタミン酸受容体のサブタイプの受容体（NMDA受容体）と拮抗する薬剤が、1990年代後半～2000年代前半に開発されただけである。また、これらの薬剤は症状を改善する効果を示すだけで、本格的に病態の改善や進行を抑制する薬剤の開発は長い間失敗に終わってきている。この間、アルツハイマー病患者の死後脳を用いたゲノム解析やアミロイド斑沈着を起こす遺伝子の過剰発現マウス、さらに神経原線維変化に関与するタウタンパクのC末端20アミノ酸を欠如させた過剰発現マウスなどを用いた薬剤スクリーニングも実施されてきたが、アルツハイマー病の治療薬の開発に成功していない。このような状況の中、ノーベル医学・生理学賞を受賞された山中教授の見出したiPS細胞作製技術を利用して、患者さんの末梢血や皮膚の細胞から疾患特異的なiPS細胞を樹立して試験管内で患者の病態を再現できな

いかという試みが行われている。この研究活動の中で、京都大学のiPS細胞
研究所の井上教授らは、アミロイドタンパクが神経細胞内に蓄積する異常を
持つ患者の病態を試験管内で再現することに成功し、アミロイドタンパクが
神経細胞内に蓄積することによるストレスを解除することで、神経細胞死を
抑制することが出来ることを示した。現在多くのアルツハイマー病患者由来
の疾患特異的iPS細胞が理化学研究所のバイオリソース研究センターの細胞
バンクから提供されており、疾患研究および創薬への活用が進められており
研究の成果を期待したい。

　疾患特異的iPS細胞研究は、国家レベルのプロジェクトとして、日本医療
研究開発機構（AMED）の「疾患特異的iPS細胞を活用した難病研究（2012
年度〜2016年度）」とその後継事業「疾患特異的iPS細胞の利活用促進・難病
研究加速プログラム（2017年度〜）」において、主に希少疾患を対象に行わ
れてきている。希少疾患に対する創薬は、対象患者数が少ないことから、大
手製薬企業の取り組みが遅れてきているが、近年は米国で高薬価が得られる
ことを背景にして、米国ベンチャーの取り組みが盛んになっている。その中
で注目すべきことは、遺伝的な原因が一般的な慢性疾患よりもはっきりして
いる希少疾患において、ゲノム研究技術の応用により創薬研究の成功確度が
高くなっていることがある。希少疾患は一般的な慢性疾患よりも創薬が難し
いと思われてきたが、成功確率を比較すると、25.3%vs 8.7%と約3倍高い
ことが示されている[1]。

　「疾患特異的iPS細胞を活用した難病研究」の成果[5]を紹介すると、1）骨
が異所性に形成される遺伝性の進行骨化性線維異形成症（日本に80人程度と
いう極めて稀な希少疾患）に対してシロリムス、2）進行性の難聴やめまい、
甲状腺腫を起こす遺伝性のPendred症候群 （日本に4,000人程度の希少疾患）
に対して低用量シロリムス、3）脊髄運動ニューロンの障害による進行性の
筋委縮と筋力の低下により呼吸障害を起こす筋委縮性側索硬化症（ALS、
日本に8,000人程度の希少疾患）に対してロピニロール、という他の疾患の

＊5　再生医療実現拠点ネットワークプログラム—平成28年度研究成果報告書—　疾患特
　　異的iPS細胞を活用した難病研究（https://www.amed.go.jp/program/houkoku_h28/010
　　2006.html）

既承認薬をそれぞれ治験薬として用いた医師主導治験が進められている。こ
れらの疾患は、発症機構が明らかでなく、有効な治療法がないことから、国
によって難病に指定をされている疾患であり、その疾患の患者から樹立され
たiPS細胞を用いて、患者の病態を試験管で再現した系において有効性が示
唆される化合物を見出す、というヒト組織を用いた新しい創薬の方法であ
り、今後の臨床試験の成果が期待される。

　以上、創薬の成功確率とヒト組織の利用について、いくつかの具体例を挙
げて説明を行い、創薬におけるヒト組織の利用の重要性を示したが、ゲノム
情報が解明されエピゲノム情報を含めて、生命現象を理解していく上で、ま
た、疾患のメカニズムを解析する上で、ヒト組織の利用を倫理的に問題のな
い方法で推進していくことが重要である。

ヒト組織の研究利用と生命倫理

佐　藤　雄一郎

1　本稿の要旨

　ヒト組織は、遺伝子解析研究のみならず、新薬候補の化合物の有効性や安全性（例えば化合物がどのように代謝されるか）をみるためにも重要なものとなっている。一方で、それが「人」に由来していること、またその採取場面がさまざまである（例えば死体解剖の際に取られることもあろう）ことを考えると、必要性だけで話を済ますわけにはいかない。さまざまな利益を調整し、社会的な規範を作る必要がある。

2　ヒト組織をめぐるジュリスト座談会での議論

(1)　ヒト組織について

　有斐閣社の法律雑誌であるジュリスト誌に掲載された座談会「ヒト組織・細胞の取扱いと法」[*1]では、ヒト組織の問題が正面から取り上げられにくい事情として、医学研究に対する一般的な不信、和田移植に見られるように記録が残されていないこと、目的外利用の問題が挙げられ（p. 7、松村発言）、利用の現状の紹介などのあと、この問題は、従来の医療の問題に併せて、人体から離れてしまっているものの問題であり、しかも研究利用であるという点で、従来の議論とは二重にも三重にも異なるものになることが指摘され（p. 15、宇都木発言）、さらに、提供についての一般の人たちの理解（「相手が見えない」不特定への提供について、また、移植用に摘出された臓器の転用など）、法の役割、などが論じられていた。また、コンセントと提供の異同（p. 24、唄発言、さらに、「提供する側は、コンセントではなくリクエ

＊1　ジュリスト1193号、2001年。

ストないしオファー」（p. 25、宇都木発言））についても繰り返し議論がなされていた。

(2)　「見えない」相手への提供

　このうち、見えない相手への提供については、当時の臓器移植法が「誰かにあげる」ではなく助け合いとして成立したこと（p. 19、野本発言）、見えない相手への提供ということについて理解が広まっていないこと（同、松村発言）、生体移植で移植に使われなかった部分について、肝臓病の研究と説明されれば同意しやすいだろうということ（p. 20、迫田発言、恒松発言）、ドネイトというのは、医者への提供ではなくて、結果として受ける患者への提供で、その間を医者が管理しているということ（p. 21、宇都木発言）、研究への提供は、理屈としては多くの人は理解しているが、実際には、接点の具体性がないと動かないこと（p. 22、野本発言）、などが発言されていた。つまり、一般の人が提供するにあたって、（「誰か」への提供であればわかりやすいが）社会への提供となるとその「見える化」が必要であるとのことであろう。

3　「生命倫理」との関係

(1)　4原理主義における議論

　ビーチャムとチルドレスによるPrinciples of Biomedical Ethics[*2]が採るいわゆるprinciplismによれば、具体的状況における事実をRespect for Autonomy、Beneficence、Nonmaleficence、Justiceの4つの原理に分け、それぞれの相対的な重さをはかることにより倫理的な判断を行うことになる。しかし、これらの原理はJusticeを除いて基本的に個の患者（あるいは個々の医師患者関係）を前提とするものであり、ヒト組織の問題は解ききれないように思われる。それは、上述のように、ヒト組織の性質そのものから出てくる側面もあるが、もう一つ、ヒト組織の提供（患者等が誰かに、あるいはバン

[*2]　最新版は2012年の第7版。日本語訳として第5版に基づく立木教夫・足立智孝による監訳のものがある。

クが研究者に）は、おそらくは社会一般に対するものと考えるべきであることからも出てくるものであろう。

(2) 「社会」における議論のしかた

では、倫理を社会的に考えるにはどのようにしたらよいだろうか。一つはprinciplismのJusticeを使うことであり、これにより、現在の公平の問題、たとえば提供（の機会）を公平にするとか、利益の配分（ベネフィットシェア）をどうするかという問題だけでなく、現在と将来の公平の問題、つまり、世代間倫理のような問題も、何らかの示唆が得られるであろう（とはいえ、principlismの方法論の特徴ないし限界から、一定の結論が自動的に導き出せるわけではない）。しかし、前述のように基本的には個別の医師患者関係を前提としていては、社会的な議論をすることは難しいかもしれない。

一方で、この問題は、プロフェッション団体の自己規律、つまり団体の倫理規範と適切な同僚監査・懲戒により対応すべきという考え方もあり得る。ただし、わが国では医プロフェッション団体の規律に限界があり、さらに、ヒト組織は医師以外の研究者が関わる（そしてすべての研究者を束ねるプロフェッション団体は存在しない）ことを考えると、この方法だけで問題が解決すると考えることはできない（もちろん、数ある方法の1つとしてこの方法があることは良いことであろう）。さらには、問題が社会的なことであり、個別の医師患者関係に収まらないことを考えれば、そして、この問題は倫理を超える拘束力を持つべきことから、法律を作るべきだという議論もあり得るし、現に存在する。もちろん、これまでの法律的な議論はあまり多くなく、関連する法律はかなり古いし、依って立つ考え方が相当異なるので（例えば本人意思を基本とする臓器移植法と遺族意思を根拠とする死体解剖保存法のように）、どのような法原理があるか、あるいは国民の間にどのような考え方があるかは、慎重に見定める必要がある。

(3) 法と法以外の規範

しかし、個別の関係、あるいは、1つの、あるいはいくつかのプロフェッション団体を超える問題はすべて法によるべきなのだろうか。この社会で、

いくつかの部分社会（もちろん、そこには提供者となるヴォランティアや患者たちの集団も含まれる）をまたがる、法以外の規範はあり得ないだろうか、そして、その前提となる議論の場はないであろうか。さらに、上述の「見える化」のために、どのような社会的議論ができるであろうか。これは、研究者からの情報発信による科学知識の普及ということもあり得るであろうが、それ以外に、そもそも社会へのコミットとか、他人の役に立つという利他主義とか、より大きなことが議論され、受け入れられる必要があろう。

研究用バイオバンクと死体解剖保存法

町　野　　　朔

1　研究用バイオバンクと法律

　研究に用いるために、人の臓器・組織・細胞・DNAなどのヒト試料の提供を受け（procurement）、保管し（banking）、研究者の希望に応じてこれを分配する（distribution）のが研究用バイオバンクである。ヒト試料を用いて物質の人体への影響を検証するなど、バイオバンクは創薬研究のためにも欠かせない存在になっているが、日本国内での整備は進んでいない。バイオバンクを進めるためには、研究のために人体組織を研究に用いることへの法的・倫理的懸念[*1]への考慮も必要である。

　死体由来のヒト試料のバイオバンクについては、死体の解剖とその標本の保存を規定する死体解剖保存法との関係が問題とされる。死体から摘出されたが使用されなかった臓器・組織をバンキングすることはHAB研究機構の構想するところであるが[*2~4]、これは臓器移植法第9条の「使用されなかった部分の臓器の処理」の問題であり、死体解剖保存法の適用があることは考えられていない[*5]。

＊1　本書Ⅳ⑤「ヒト組織の研究利用と生命倫理」（佐藤雄一郎）

＊2　町野朔＝辰井聡子〔共編〕『ヒト由来試料の研究利用—試料の採取からバイオバンクまで—』（上智大学出版、2009年）

＊3　町野朔＝雨宮浩〔共編〕『バイオバンク構想の法的・倫理的検討—その実践と人間の尊厳—』（上智大学出版、2009年）

＊4　奥田純一郎＝深尾立〔共編〕『バイオバンクの展開—人間の尊厳と医科学研究—』（上智大学出版、2016年）

＊5　本書Ⅳ⑦「研究用バイオバンクと臓器移植法」（町野朔）

2　ヒト試料の提供・保存と死体解剖保存法

(1)　死体解剖保存法における解剖とヒト試料の提供

　死体解剖保存法には、解剖の定義、その目的・名称も明確に規定されていないが、一般的に理解されていることを整理するなら、同法の「解剖」は次のようなものである。

病理解剖……死体解剖保存法第２条第１項第１号（以下、条文だけを引用するときには同法のそれである）を根拠として行われる解剖。遺族の承諾を得て行われるため（第７条）、「承諾解剖」と呼ばれることもある。「病理解剖指針」（昭和63年の厚生省通知）においては、病理解剖とは「病死した患者の死因又は病因及び病態を究明するための最終的な検討手段」とされている。

系統解剖……第２条第１項第２号を根拠として行われる解剖。病理解剖と対比させる意味で「正常解剖」と呼ばれることもあり、その呼称は献体法第２条で用いられている。

行政解剖……第２条第１項第３号・第５号・第６号を根拠として行われる解剖。行政機関が行う解剖であり、監察医による解剖（第８条・第２条第１項第３号）も形式的には行政解剖である。

司法解剖……第２条第１項第４号・第７号。司法機関が行う解剖であり、裁判所の令状を必要とする刑事訴訟法による解剖（第２条第１項第４号）に加えて、2012年には死因身元究明法による警察署長による解剖が追加され（第２条第１項第７号）、後者は「新法解剖」と呼ばれることがある。

　死体からヒト試料の提供を受けるために死体に侵襲を加えることは「病理解剖」として行われるべきものと考えられている。日本神経病理学会・日本

生物学的精神医学会「ブレインバンク倫理指針」（2015年）も、「死体解剖保存法および病理解剖指針に基づく解剖によって摘出された脳全体およびその一部（左右の大脳、小脳、脳幹等）、脊髄全体およびその一部、およびそれ以外の組織（末梢神経・筋、血液、脳脊髄液、肝臓等全身臓器、皮膚等）の一部」の集積・提供を行うものとし、「剖検」が前提であるとしている。

だが、病理解剖は病因解明のために行われるものであり、ヒト組織の提供を受けるために死体に侵襲を加えることは、これに該当するということはできない。これはまた、死体解剖保存法の規定する「解剖」のいずれにも該当しない。

しかし、死体解剖保存法に該当しない死体への侵襲が直ちに死体損壊罪（刑法第190条）として違法であり、処罰されるというわけではない。そもそも、死体損壊の違法性を阻却する事由を規定しているのは、同法のほかに墓埋法、臓器移植法などがあり、さらにこれらの法律が明文で許容していない行為であっても、それらが、死体に対する人々の敬虔感情を侵害しないとみられるときには、それらは合法であり、死体損壊罪として処罰されることはない。散骨、移植用組織の摘出がその例である。サージカルトレーニングは系統解剖には該当しないが、合法であると考えられている（日本外科学会＝日本解剖学会「臨床医学の教育及び研究における死体解剖のガイドライン」〔2012年〕）。研究のためにヒト試料の提供を受けるために死体を侵襲する行為もその一例である。

死体への礼意の保持、施術者等の安全の確保、公衆衛生への配慮はバイオバンクについても要請されるものである。病理解剖についての法解剖者の資格・解剖の場所（死体解剖保存法第2条第1項第1号、第9条・死体解剖保存法施行規則）、解剖の方法（同法第20条、病理解剖指針）は、バンクのための死体侵襲についても「準用」されなければならない。上記のブレインバンク指針は、この意味で妥当なものである。

(2) 死体解剖保存法における標本の保存とヒト試料のバンキング

提供を受けたヒト試料の保管、分配についても以上と基本的に同じことが当てはまる。死体解剖保存法第18条は、解剖を行った者は、「医学の教育又

は研究のため特に必要があるとき」には、解剖後の死体の一部を「標本として保存することができる」とする。ヒト試料の提供は「病理解剖」として行われるべきだとするブレインバンク指針は、提供を受けたヒト試料はここにいう「標本」だとする。しかし、研究のために分配され、棄滅・廃棄されることも予定されているヒト試料は「標本として保存」されるものではない。さらに法律は、解剖の責任者が標本保存を行うべきだとしている。ブレインバンク指針は、解剖の責任者がブレインバンクに保管を委託することで足りるとしているが、これが解剖者とは別の組織に委託することは解剖者の保存といえるかは疑わしい。ヒト試料のバイオバンクでの保管は、死体解剖保存法の「標本の保存」でないことは明らかである。

　だが、このような死体からの試料の提供がただちに違法ではないことは、「解剖」について述べたことと同じである。

　ヒト試料をバンクに保存するときにも、死体の一部の保存について死体解剖保存法第20条が要請する礼意の保持は必要である。また、汚染防止などヒト試料の保管は医学的管理の下で行われることも必要である。死体解剖保存法は、病理解剖については遺族の承諾を必要とするが（第7条）、標本の保存についてはそれを不要とし、ただ、遺族からの引き渡しの要求には応えなければならないとしている（第18条ただし書）。しかし、ブレインバンク指針は、組織の提供については遺族のインフォームド・コンセントを必須とし、同意した後の遺族の引き渡し請求は認めないものとしている。また、本人の拒絶の意思が「登録」されていたときには、組織の提供を受けないとしている。死体解剖保存法が立法された当時より、格段に「死者の自己決定権」の重要性が認識されている現在、このようなブレインバンク指針は妥当であると思われる。

3　バイオバンク・ガイドラインの必要性

　このように、死体解剖保存法はバイオバンクに直接「適用」されるものではないのであり、ブレインバンク指針のように、死体解剖保存法の趣旨を考慮しつつ、必要に応じて独自の要件を加えた、ヒト試料の「提供―保存―分

配」という一連の作業についてのガイドラインを作ることが必要であると思われる[*6]。

　かつて、大学附属病院で死亡した患者について病理解剖が行われ、摘出・保存された標本をめぐって民事訴訟が起こった。ここでは、死体解剖保存法における標本の保存についての民法的意味、行政通知に過ぎない「病理解剖指針」の位置づけをめぐって、かなりの混乱が生じた[*7〜9]。バイオバンク・ガイドラインは、バイオバンクに関与する者の法的安定性を確保し、現場におけるトラブルを回避するためにも必要なことだと思われる。

＊6　畔柳達雄「大学病院の医療事故⑽─死体解剖保存法による摘出臓器等の返還請求の可否（臓器等利・活用の展望）」耳鼻咽喉科展望44巻422-432頁（2001年）

＊7　東京地判平成12年11月24日〔病理標本返還請求事件〕判例時報1738号80頁＝判例タイムズ1063号143頁

＊8　東京地判平成14年8月30日〔損害賠償請求事件〕判例時報1707号68頁

＊9　東京高判平成15年1月30日（平成14年㈹第5020号損害賠償請求控訴事件）判例集未登載（＊8の東京地判の控訴審判決）

研究用バイオバンクと臓器移植法

町　野　　朔

1　創薬研究とヒト試料

　有効で副作用の少ない医薬品を開発し、人々に提供することが創薬研究の目標である。医薬品開発においては、人を用いる第Ⅰ〜Ⅲ相の臨床試験に進む前に、実験動物を用いた前臨床試験を行う。だが、動物実験の結果を人体実験に単純に「外挿する」（extrapolate）ことには限界があり、動物実験からそのまま臨床試験に進むことは、医薬品の有効性についてばかりでなく、被験者の安全性について重大な問題がある。このように、ヒト試料を用いて医薬品の有効性および副作用を確かめることが必要となる。特に、現在の医療は多剤併用が通例であり、これを想定して、肝細胞などを用いた薬剤の相互作用を、体外で（in vitro）実験することが求められることとなる[1~3]。

　現在のゲノム創薬は、これまでの単一の疾病治療薬だけでなく、パーソナライズド・メディシン、患者の病因の遺伝学的背景を見ながらのプレシジョン・メディシン（precision medicine）を目指している。このような中で、標的とする病気・病因にその医薬品が適合しているか、化合物の選択が正しいか、患者の選択は正しく行われているかなど、前臨床以前の、医薬品開発に着手したときから、ヒト試料を用いた研究が行われることになる[4~7]。

　現在の創薬研究にはヒト試料が欠かせないものであり、海外でも日本でも、創薬の研究者、製薬企業は、ヒト試料の入手に努めている[8~12]。

＊1　Guidance for Industry: Drug Metabolism/Drug Interaction Studies in the Drug Development Process Studies in vitro（FDA, 1997）

＊2　Draft Guidance: In Vitro Metabolism- and Transporter- Mediated Drug-Drug Interaction Studies（FDA, 1997）

＊3　医薬品開発と適正な情報提供のための薬物相互作用ガイドライン（平成30年薬生薬審発0723第6号）

2　黒川答申（1998年）と創薬研究用バイオバンク

　創薬研究には、他の研究用のヒト試料の場合とは異なり、非凍結、非固定で生理活性を保持した、初代培養に耐えうる生の細胞が必要となる[*13]。わが国で、このような創薬研究のためのバイオバンクを初めて構想したのは、1998年の「黒川答申」（厚生科学審議会先端医療技術評価部会専門委員会「手術等で摘出されたヒト組織を用いた研究開発の在り方」[*14]）である。黒川答申は、わが国でもヒト組織の研究利用を積極的に推進すべきであるとし、まず、手術で摘出されたヒト組織を、被術者への説明と同意に基づいて利用していくことから始めるべきであるとするものであった。

　このような生体試料の収集はドイツでは一定の成果を収めている[*15]。日本でも、黒川答申を受けて手術検体の収集が始められた（現在は、国立開発研究法人医薬基盤・健康・栄養研究所がこれを行っている）。だが医療現場では、患者の手術に際し、ヒト組織の提供についての患者のインフォームド・コンセントを別個に取得し、さらに研究用にその保存措置を行うだけの余裕を持つことはかなり困難である。また、創薬研究者の必要とする肝細胞

＊4　本書Ⅱ②「創薬研究の現状と将来展望」（堀井郁夫）

＊5　堀井郁夫「創薬に向けたヒト細胞・組織の利用：Precision Medicineへの展開」レギュラトリーサイエンス学会誌6巻1号71頁（2016年）

＊6　森脇俊哉「不可欠の創薬研究ツール」

＊7　奥田純一郎／深尾立〔共編〕『バイオバンクの展開　人間の尊厳と医科学研究』（2016年）137頁

＊8　本書Ⅱ①「わが国の創薬産業の現状」（池田敏彦）

＊9　本書Ⅳ②「日本と外国における創薬研究用のバイオバンク」（鈴木聡、深尾立）

＊10　本書Ⅳ③「外資系製薬企業における創薬研究用のバイオバンク」（檜杖昌則）

＊11　本書「あとがき」（鈴木聡）

＊12　奥田純一郎／深尾立〔共編〕『バイオバンクの展開　人間の尊厳と医科学研究』（2016年）371頁

＊13　前掲＊9と同じ

＊14　奥田純一郎／深尾立〔共編〕『バイオバンクの展開　人間の尊厳と医科学研究』（2016年）312頁

＊15　前掲＊9と同じ

の供給をはたせなかったこともあり、このバイオバンクは、創薬研究の支援
としては十分な機能を果たすには至っていないといわれる[16,17]。

3　移植不適合臓器の使用と臓器移植法

　欧米では、創薬研究に適したヒト試料のソースとしては、移植不適合の臓
器が中心である。しかし、黒川答申はこれを研究開発に利用することは現行
法上不可能であり、「臓器移植法の見直しの際には、諸外国と同様に、それ
らを研究開発に利用できるよう検討すべきである」として、手術で摘出した
検体のバンキングから始めるべきだとしたのである。黒川答申は、臓器の移
植に関する法律（平成9年法律第104号。以下「臓器移植法」という。）が、
「第6条〔臓器の摘出〕の規定により死体から摘出された臓器であって、移
植術に使用されなかった部分の臓器を、厚生労働省令で定めるところにより
処理しなければならない」（第9条）とし、臓器の移植に関する法律施行規
則（平成9年厚生省令第78号）が「法第9条の規定による臓器……の処理は、
焼却して行わなければならない」（第4条）としているから、移植不適合の
臓器はすべて焼却処分しなければならず、これを研究に用いることは許され
ないと考えたと思われる。死体からの組織を収集するバイオバンクにおいて
は死体解剖保存法との関係が問題とされるが[18]、こちらでは、この法律で
はなく、臓器移植法だけが問題とされる。（ここにも、死体解剖保存法が死
体侵襲についての一般法ではないことが表れている）。

　だが、臓器移植法・臓器移植法施行規則は移植に用いられなかった臓器の
廃棄方法を規定しているだけであり、これを廃棄せず別の措置をすることを
禁止しているとは思われない。臓器の摘出・移植については、本人が反対意
思（opt-out）を表明していなかった場合には、遺族に承諾権がある。遺族
が承諾する場合には、移植に用いられなかった臓器を研究に用いることが許

＊16　鈴木聡・深尾立「わが国のヒト組織の研究利用の現状と経緯」

＊17　奥田純一郎／深尾立〔共編〕『バイオバンクの展開　人間の尊厳と医科学研究』（2016
年）87頁

＊18　本書Ⅳ⑥「研究用バイオバンクと死体解剖保存法」（町野朔）

されないとする理由はない。現行法でも、承諾権者の同意によって、移植に用いられなかった組織、細胞を研究に用いることを認めるものがある。移植に用いる造血幹細胞の適切な提供の推進に関する法律（平成24年法律第90号。以下「造血幹細胞提供推進法」という。）は、「厚生労働省令で定める基準〔移植に用いる造血幹細胞の適切な提供の推進に関する法律施行規則（平成９年厚生省令第78号。以下「臓器移植法施行規則」という。）第13条〕に従い、臍帯血供給業務の遂行に支障のない範囲内において」、臍帯血供給事業者は移植のために採取した臍帯血を研究のために利用・提供することができるとし（第35条）、運用指針（移植に用いる臍帯血の品質の確保のための基準に関する省令の運用に関する指針（ガイドライン）〔平成25年健発1227第３号〕）は、臍帯血を提供する妊婦には、提供された臍帯血は臨床研究を含む研究に利用される場合もあることを説明するとしている。また、安全な血液製剤の安定供給の確保等に関する法律（昭和31年法律第160号。以下「血液製剤確保法」という。）には研究利用について明文の許容規定は存在しないが、指針（献血血液の研究開発等での使用に関する指針〔平成24年薬食発0801第２号〕）は、献血血液が研究開発等へ使用される可能性があることについて献血者のインフォームド・コンセントを得て、血液製剤の規格に適合しない「献血血液」等を研究開発に用いることができるとしている。

　造血幹細胞提供推進法、血液製剤確保法においては、臍帯血の提供、献血の後に、それらを研究に用いることについて、改めて提供者のインフォームド・コンセントを得ることが困難であるために、提供時にそれを得ることにしたのである。摘出された臓器が移植に不適合である場合にこれを研究用に用いることについて、遺族が事前あるいは事後に承諾していれば、これを認めないとする理由はない。臓器移植法を改正しなくても移植不適合の臓器の研究のための提供を認めることができると思われる。

　HAB研究機構の「第１次報告書」[*19,20]は、このようにして、移植不適合臓

＊19　「移植用臓器提供の際の研究用組織の提供・分配システムの構想に関する準備委員会報告書」

＊20　町野朔／雨宮浩〔共編〕『バイオバンク構想の法的・倫理的検討　その実践と人間の尊厳』（上智大学出版、2009年）１頁

器のバンキングを提案した。

　臓器移植法が成立したときの第140回国会（1997年）においては、脳死臓器移植を認めることは、脳死体を死体として研究に用いることに道を開くことにならないか、脳死体から組織等を研究用に摘出することにならないか、という質問があり、法律の提案者からは、臓器移植の目的以外に脳死体を用いることは認められない、移植の目的以外の臓器の摘出は認められないという趣旨の答弁があった[21,22]。これを前提とする限りは、心臓死体から研究のために組織等の提供を受けることは別にしても、脳死体からはこれは許されないというのが、当時の臓器移植法立案者の考えであったと思われる。

　臓器移植法立法時は、脳死は一般的に人の死ではなく、臓器移植の目的に限って人の死としているに過ぎないという理解があり、成立した臓器移植法第6条第2項はその考えを示したものと読むことができた。

【改正前】臓器移植法　第6条第2項
　前項に規定する「脳死した者の身体」とは、その身体から移植術に使用されるための臓器が摘出されることとなる者であって脳幹を含む全脳の機能が不可逆的に停止するに至ったと判定されたものの身体をいう。

　上記のような国会答弁は、脳死体への侵襲が、臓器移植の目的ではなく、研究用に組織等の採取を目的として行われるときには、本条によれば、それは生体の侵害に他ならないものであり、到底許されるものではないというものである。

　しかし、脳死者は生きているが、移植目的で臓器を摘出するときに限って「死んだものとみなす」ことは、「臓器移植のために必要だから死んだことにしよう」というに等しい。臓器移植法第6条第2項が以下のように改正され、旧条文にあった下線部分が削除されたのは、妥当であったと思われる。

＊21　「脳死体からの移植用臓器摘出の際の研究用組織等の提供について（国会審議）」
＊22　奥田純一郎／深尾立〔共編〕『バイオバンクの展開　人間の尊厳と医科学研究』（2016年）367頁

> 【改正後】臓器移植法　第6条第2項
>
> 　前項に規定する「脳死した者の身体」とは、脳幹を含む全脳の機能が不可逆的に停止するに至ったと判定された者の身体をいう。

　このように、臓器移植の目的以外で脳死体から摘出された臓器を利用することは生者を不当に扱うものであるという理解は、脳死を人の死とする現行法では妥当するものではない。脳死論議はまだ決着がついていないとはいえ、現行法上は脳死体も心臓死体も等しく死体である。死者の尊厳に配慮しつつ、脳死体の組織を研究用バンクに提供することは法的・倫理的に許されるのである。HAB研究機構の第2次報告書[*23,24]はこのようなものであった。

4　創薬研究用バイオバンクと「人間の尊厳」

　日本では、古くから、バイオバンクに限らず、医療目的ではなく研究目的でヒト由来試料を利用することは「人間の尊厳」に反するのではないかという議論が継続されてきた[*25]。ヒト試料を用いた研究は、それ自体「医学研究に内在する非倫理性である」「研究至上主義、功利主義的な科学者のエゴイズムにみえる」などとするものも見られた。しかし、ヒト由来とはいえ、ヒト試料は個人そのものではない。ヒト試料の研究利用を人体実験と同視しないまでも、その延長線上に見る考え方は基本的に誤りであると思われる。ここでいわれている「人間の尊厳」とは具体的な個人の尊厳ではなく、一般的な人の生命への畏敬の念である。そして、人々を疾病から解放し、その生命の質を向上させるために行われるヒト試料の利用、研究用バイオバンクは、まさにこの意味での「人間の尊厳」のための営為であり、それ自体が反

---

*23　「移植用臓器提供の際の研究用組織の提供・分配システムの構想に関する準備委員会報告書」

*24　奥田純一郎／深尾立〔共編〕『バイオバンクの展開　人間の尊厳と医科学研究』(2016年) 1頁

*25　本書Ⅳ⑤「ヒト組織の研究利用と生命倫理」(佐藤雄一郎)

倫理的であるなどということはない＊26。

　もちろん、目的の倫理的正当性が手段を正当化するものではない。バイオバンクにおいては、ヒト組織の獲得・保管・分配のいずれの段階においても、人への畏敬の念に反しないものでなければならない。それがヒト組織についての提供者本人のほか権限者の意思に反しないことは必要である。さらに、提供者が生者であるときには本人への、死者であるときには死体への、提供されたヒト組織への、畏敬の念にかけることがあってはならない。法令は、死体解剖について（死体解剖保存法第20条、警察等が取り扱う死体の死因又は身元の調査等に関する法律第2条、食品衛生法第59条第4項）、医療目的での臓器・組織・細胞の摘出・採取について（臓器移植法第8条、臓器移植法施行規則第14条第4項、再生医療安全性確保法施行規則第7条第5号）について「礼意」を要求している。直接の法令がないバイオバンクについても同じことが必要である。

＊26　町野朔「ヒト細胞・組織の研究利用の倫理的・法的基礎」レギュラトリーサイエンス学会誌6巻1号65頁（2016年）66頁

NDRI and HAB Partnership to Serve Science and Advance Research

Bill Leinweber・寺　岡　　慧

The National Disease Research Interchange (NDRI) was founded in 1980 in Philadelphia, Pennsylvania, U.S.A., as a not-for-profit organization with a mission to procure and distribute human biospecimens to researchers to advance research. NDRI has been supported, in part, by the National Institute of Health (NIH) for more than 30 years. In 1996 the Human Animal and Bridge Research Organization (HAB) of Japan formed a partnership with NDRI. The objective of this partnership is to create a path by which Japanese researchers in academic and pharmaceutical industry settings can legally procure and use human biospecimens.

NDRI has provided HAB in excess of 12, 000 human biospecimens to date for distribution to researchers over the course of this partnership. A few examples biospecimens provided and their experimental use include:

- Skin: This tissue is extremely beneficial for drug toxicity and drug metabolism studies, and through a wide variety of tissue, basic research and drug development studies that can be further developed.

- Cartilage: Objectives of research utilizing cartilage are to verify that technical and theoretical advantages of scaffold techniques have superior histological, biochemical and physical characteristics as compared with conventional methods.

- Ocular: Objectives of research projects utilizing ocular tissue include identification of the disease related molecules in ocular tissue to develop targeted drugs for Age-related macular degeneration

(AMD) and Diabetic retinopathy (DR).

How NDRI Works

On a daily basis, NDRI interacts with scientists in academic, corporate and independent research institutions from around the world. In the preliminary stages of establishing a new biospecimen request from a researcher, NDRI collaborates directly with scientists to define their precise human biospecimen needs for their respective research projects. The request is then finalized via NDRI's vetting and application process and a research project is created.

NDRI staff manage and coordinate each biospecimen request and recovery directly with NDRI's network of U.S. tissue source sites. To accommodate a broad spectrum of requests, this network is comprised of a diverse range of partners: organ procurement organizations, eye and tissue banks, hospitals, pathology departments and academic research institutions. All biospecimens procured for distribution by NDRI are from highly regulated U.S. based tissue source sites.

The tissue source sites and NDRI collectively evaluate potential donation opportunities relative to the pre-established research project criteria. Donation opportunities are shared with NDRI Fulfillment Coordinators who staff a call center which operates 24 hours a day, seven days a week and 365 days a year. If a donation offer coincides with a researcher's request, the source site identifies the highest class of next-of-kin, as defined by the Uniform Anatomical Gift Act (UAGA). Next, the tissue source site obtains consent and provides NDRI with written documentation of authorization and the donor medical history summary forms. NDRI requires compliance with the UAGA.

After careful review of the consent documentation, an NDRI Fulfillment Coordinator approves the suitable organs/tissues for recovery. The tissue source site begins the recovery process immediately following acceptance by NDRI. The organs/tissues are to be prepared for shipment by the remote collection center in accordance with the instructions provided by NDRI. The instructions are specific to biospecimen recovery, packaging and shipment methods for each preapproved project. NDRI assigns a unique identifier (donor number) to each recovered donor.

This donor number is the only identifying information provided to a researcher. Upon receipt of tissue, the researcher, or designee, must complete a customer survey to confirm the safe arrival of their biospecimen(s) from NDRI.

NDRI provides both normal and diseased specimens to between four-hundred and five-hundred scientists annually. NDRI serves researchers domestically and internationally. Scientists supported by NDRI are engaged in a wide spectrum of research areas including neuroscience, endocrinology, hematology, immunology, ophthalmology, gastroenterology, oncology and many other areas. The most frequently requested diseased tissues include cancer, rare diseases, diabetes, musculoskeletal, HIV, neurological and ocular.

Future Directions

The genetic diversity at the single cell and subcellular levels are one of the next scientific frontiers for human biospecimen analysis. Cell-specific differences in transcriptome, proteome, and metabolome profiles within human tissues or organs are proving to be major hindrances for basic research and translational medicine. However, recent advances in scientific experimental methodologies and biospecimen procurement practices have ameliorated several key issues that have enabled investigators to expand beyond tissue-level analysis. Investigators now can perform cutting-edge experimental procedures on individual cells in human tissues and organs.

These recent advances are driving the newly emerging research trend to develop large-scale research projects that will unveil the molecular diversity of every individual cell type in the human body. Collectively, single-cell projects will provide the research community and the public with several open-access atlases that catalog the molecular identities of every single cell from all human tissues, organs and body systems.

Advancing into the field of single-cell analysis is a natural next step for NDRI. The benefits of single-cell projects will be at least 2-fold: (1) determine the molecular signature of each distinct cell type in each human tissue and organ, and (2) provide more accurate data by removing the problematic effects of "averaged results" from tissue-level analysis that contains mixed population cells. These two key points are major limitations for all prior scientific studies using human tissues and organs.

NDRI is pleased to be embarking on a range of single-cell projects with prestigious U.S.-based research institutions. NDRI is committed to responding to the changing needs of the biomedical research community to facilitate breakthroughs in human biology and physiology. Conquering cell-specific differences in human tissues and organs will move findings at the bench another step closer to the bedside; these landmark scientific discoveries will yield better treatments and cures for patients.

　NDRIは1980年フィラデルフィアに、ヒト試料を科学の発展のため供給することを使命として設立された非営利団体であり、30年以上にわたって世界保健機関（NIH）の支援の下で活動してきた。1996年以来HAB研究機構と連携し、わが国の多くの研究者に12,000件以上のヒト試料を提供してきた。

　当初は世界中の研究者、種々の研究機関の要望に応じて米国の提供施設から生体試料を供給してきたが、多様な要望に応じる目的で、NDRIは臓器調達機関（OPO）、アイバンク、組織バンク、医療機関、病理部門、学術研究施設などとネットワークを構築し、研究者の要望に応じてきた。これらの業務は365日24時間稼働のコーディネーターによって担われ、統一死体提供法

を厳格に遵守しつつ行われている。

　国内外の年間数百に及ぶ多くの医療分野の研究者に正常および病的組織を供給しており、その分野は神経学、内分泌学、血液学、免疫学、眼科学、消化管、悪性腫瘍など多彩な研究分野にわたっている。もっとも頻度が高い対象疾患としては、悪性腫瘍、希少疾患、糖尿病、筋骨格疾患、HIV、神経疾患、眼科疾患などである。

　一つ一つの細胞レベルにおける遺伝子の多様性の検討が、次代の開拓されるべき研究課題であるが、一つ一つの細胞に特異的なトランスクリプトーム、プロテオーム、メタボロームなどにおける違いがその基礎研究と橋渡し研究における障壁となっている。しかし近年の実験技術の進歩と生体試料採取の進歩によって、組織レベルでの検討という限界を越え、一つ一つの細胞における実験という最先端の研究への可能性が開かれつつある。

　NDRIの次の課題は単一細胞の解析に進むことであり、組織、臓器を構成する一つ一つの細胞の分子レベルでの特性を解析し、種々の細胞が混在する組織レベルでの検討で得られた「平均値」から脱却し、単一細胞のより正確なデータを提供することである。

　今後の方向性として、これまでの組織・臓器レベルの検討から、一つ一つの細胞に特異的なトランスクリプトーム、プロテオーム、メタボロームなどの解析に進んでいくものと考えられる。そのひとつとして最先端の方法を駆使して、生体を構成する一つ一つの細胞における分子レベルでの多様性と特異性を明らかにするプロジェクト（The Single Cell Analysis Program, SCAP）が挙げられる。世界の研究機関が共同でその成果を統合して、包括的かつ体系的なHuman Cell Atlasを作成し、疾患の診断、病態の解明さらには治療に役立てようとする試みである。性別、年齢、遺伝的要素などの多様性の解析から、トランスクリプト、プロテオミクス、メタボロミクスなど、分子レベルでの個々の細胞の特異性の解明を目指す、真の意味でのprecise medicineの幕開けとも言えよう。NDRIは、この "Single-Cell Projects" に取り組むべく、研究機関と協力して生物医学研究の発展に貢献する方向へと踏み出している。

　これはかつての全ゲノム解明のプロジェクトにも匹敵すべき壮大なプロ

ジェクトであり、基礎研究から患者のより良い治療につながる画期的な科学的成果への道を切り拓くものであり、その意味ではNDRIおよびそれに連携するHABによるヒト試料の提供の役割は今後ますます重要なものとなると考えられる。

何故日本では、アメリカのようにヒト組織の売買が許されないのか？

奥　田　純一郎

はじめに

　本項の問いの前提にあるのは、日本ではヒト組織・細胞の提供が進まずバイオバンクの整備が遅れているという事実である。したがって提供促進のため、売買のように金銭的インセンティブの交付を提供者に対して行うことが日本でも可能にならないか、が問題になる。しかし本項の問いは二つの論点を含んでいる。単に「何故日本では…売買が許されないのか」という問いではなく、それに「アメリカのように」という修辞がついている。これにはアメリカではヒト組織の売買が許されている（しかし日本では許されていない）、との認識・一般的な理解が前提にある。そこで本項では、まず後者の認識について吟味した上で、前者の問いにつき答えることとしたい。

1　アメリカの現状

　売買とは「当事者の一方が目的物の所有権を相手方に移転し、相手方（買主）がこれに対してその代金を支払うことを内容とする契約物の所有権を移転すること」である（民法第555条）。これが両当事者の合意によって成立するのは日本でもアメリカでも同様である。そしてアメリカのいくつかのバイオバンクのホームページでは、人体の各部分の組織に価格をつけて譲渡することを示し、売買による所有権移転の誘引が行われている。

　アメリカでの現状のリーディング・ケースとなったのは、ムーア対カリフォルニア大学評議会事件である、とされる。この事件は原告ムーアが、自身の病気治療の際に摘出された臓器から得られた細胞を、被告カリフォルニア大学ロサンゼルス校が無断で細胞株に加工した上に特許を取得し商業利用

していると知ったことが発端である。ムーアは自身に属する細胞の所有権を不当に侵害された、として提訴した。最終的にカリフォルニア州最高裁判所がこの事件につき1990年に下した判決（793 P.2d 479）では、インフォームド・コンセントの欠如や信認義務違反の事実は認定したものの、原告の所有権を否定した。この判決が先例となり、後続の諸判決によって、特約なき限り提供された組織・細胞の所有権は患者に留保されない、との理解が定着している。このことから、アメリカではヒト細胞・組織の研究利用のための提供により所有権が移転し、その譲渡の際に金銭が対価として支払われるという形で、売買が成立するとみなされている。またこのことにより特許申請による研究成果の商業利用が容易になり進展している、とされる。

2　アメリカの現状への評価――一般的な理解としての「人体の商品化」「反・人間の尊厳」

　上記アメリカの現状は、他の諸国からはヒト由来の細胞・組織に対する倫理的な感覚が他国に比して希薄だからである、と説明されるのが一般的な理解である。この理解によれば、アメリカ以外の国では臓器移植のための臓器を有償で取引すること（臓器売買）は倫理的に許容されないとの原則を共有している、とされている。その延長線上にこの理解は、臓器の構成部分である組織・細胞についても売買することは人体を商品化しており、人間の尊厳に反しており禁止されるべきである、という結論に至っている。

　この立場を端的に示しているのはフランスであり、1994年成立の「生命倫理法」と称される一連の立法・法改正にて、ヒト由来の組織・細胞を一般的な所有権の客体となる「物」とも「人」とも異なる第3の類型に属するものとし、売買を禁止している（無償原則、フランス民法第16条の6など）。この「ヒト由来の組織・細胞の売買は禁止される」との原則は、ヨーロッパ評議会が1996年に採択した「人権と生物医学条約」第21条でも明示され、ヨーロッパの共通理念になったとされる[*1]。これに対しアメリカは、従来の「物」

＊1　文中の「一般的な理解」の例として、参照、橳島次郎「人由来資料を扱う倫理のあり方―体組織から遺伝情報まで―」臨床化学第31巻第1号（2002年）28-33頁。

としての扱いを変えず所有権の客体とし、それ故にヒト組織・細胞の売買を許容している、とされている。ヒトの細胞・組織に対する提供者本人の権利を、人格権として捉える（人格権的構成）か所有権として捉える（所有権的構成）か、については争いがある。一般的な理解では、フランスが人格権的構成を立法という形で最も顕著な形で認めており、他国もこれに近い立場に立っている（したがって売買を認めない）のに対し、アメリカは所有権的構成を採っているが故に売買を認めている、とする。そして、アメリカの姿勢に対しては「人体の商品化」という批判が各国から投げかけられている[2]。

　日本もこうした一般的な理解に立脚し、臓器売買禁止の延長線上にヒト細胞・組織の売買は禁止されるものと理解されている。その典拠としては、臓器売買を禁じた「臓器の移植に関する法律」（臓器移植法、1997年制定・2009年改正）第11条の趣旨が臓器のみならず細胞・組織にも及ぶ、として援用されることが多い。逆に言えば、ヒト由来の細胞・組織の売買を直接明示的に禁じた法律は、日本には存在しない。

3　検討——「売買」という言葉の濫用

　しかし、この「一般的な理解」は正しいだろうか？そもそも臓器売買の禁止は、国際移植学会の「臓器取引と移植ツーリズムに関するイスタンブール宣言」[3]（イスタンブール宣言、2008年）でも言及された原則であり、アメリカも共有している。だとすれば、一般的な理解が言う前提（臓器売買禁止の延長上に細胞・組織も位置付ける）は成り立たない。またフランスのような姿勢や立法が論理的・倫理的に唯一可能な道であるとは言い難い[4]。

---

*2　この「人体の商品化」に関し、もはや避けがたい事態であり、禁止するよりも適切なコントロールのためには正面からこの事態を認める必要がある、とする見解として、粟屋剛「バイオバンクの倫理的、法的、社会的課題」京都府立医科大学雑誌第123巻第8号（2014年）545-551頁。

*3　本宣言の内容については、英語原文と日本語訳が日本移植学会ホームページにて公表されている。http://www.asas.or.jp/jst/pdf/istanblu_summit200806.pdf

*4　櫛島・前掲論文においても、臓器と細胞・組織の扱いの差を認識し、如何に両者の間の線引きをするかが課題であることが指摘されている。

　そもそもフランスにおいても、細胞・組織の提供者に対する一切の金銭的インセンティブ供与を禁じている訳ではない。そして提供者により投資された費用の償還をも排除するとも考えられていない（むしろ、こうした損害・費用の十分な償還が為されないことは提供を妨げる要因になり得る、と理解されている）し、実際に提供されている（公衆衛生法典L.1211-4条及びL.1211-9条）[5]。こうしたことに鑑みれば、「売買」に対して最も厳しい姿勢を採っているとされるフランスでさえ、ヒト細胞・組織の提供に金銭的インセンティブを付与することは認めている、と言える。また人格権的構成を採ることの含意の一つは、提供されたヒト細胞・組織の利用法・譲渡移転先などに関する「処分」につき、提供者に留保する（即ち、処分に関して提供者に決定権限がある、とする）ことにある。このことは、まさにムーア事件で懸念されたように、提供されたヒト細胞・組織につき（成功した研究の利益配分を求めて、事後的に提供者が所有権を主張する等して）不安定な状況に置き、研究の進展を阻害しかねない。また細胞・組織の「適切な」利用法につき判断させる責任を提供者に担わせることが、いわゆる「人体の商品化」を防止し「人間の尊厳を守る」適切な方法になる理由も不明である。だとすれば人格権的構成を採ることは、ヒト組織・細胞の商業利用を抑制する方法としては過剰であり「角を矯めて牛を殺す」ことになりかねない。

　こうした所有権をめぐる紛争を予防すると同時に必要なのは、研究成果に特許権などの知的財産権を付与し、その恩恵の享受に多額の対価を要求し得る、過度の商業利用に陥ること（ビジネス化）の防止である。そのためには①研究試料となるヒト細胞・組織の所有権が提供者から確実に研究者に移転されること、及び②提供者により投資された費用が償還されること、を保障する必要がある。アメリカの現状が問題視されるのは、①②を満たすべく「売買」という枠組みを用いて①と②の間に対価性を認めたこと、そのために特許取得による巨額の利益に対し提供者にも関連性が生じるかのような理解が提起されたから、である。

　だとすれば、提供者（及び提供者から細胞・組織を受け取って加工し研究

─────────────

＊5　本田まり氏（芝浦工業大学准教授）からの情報提供による。

利用が可能な状況に置くバイオバンク）に対して「投資した費用の償還」に当たる金銭的インセンティブを提供することは何ら問題ではない。むしろ問題は、ヒト細胞・組織を用いた研究成果のビジネス化、特に特許を取得し利益の独占を可能にすることである。これは細胞・組織の提供に金銭的インセンティブを与えることとは独立の問題である[6]。この事情を吟味せずに金銭の支払いを一括して「売買」と呼んで問題視してきたことは、必要なヒト組織・細胞の提供を滞らせ研究の進展を阻害してきたという意味で有害ですらあったと言える。

　上記の考察を日本の現状に当てはめてみよう。既述のようにヒト細胞・組織の売買を禁止する明示的な法令は存在しない。そして臓器売買禁止の趣旨を類推するとしても、それは細胞・組織の提供に対する金銭的インセンティブ付与を全面的に禁ずるものでもない。したがって冒頭の問いに対する答えは「許されないとする根拠は、何ら存在しない」である。

＊6　ヒト試料の法的地位と知的財産権の制度設計の関係については、奥田純一郎「再生医療をめぐる財産権の哲学的基礎――知的財産権とヒト試料」『再生医療の社会受容にむけた医事法・生命倫理学の融合研究：平成26年度総括・分担研究報告書：平成24年度-26年度総合研究報告書：厚生労働科学研究費補助金再生医療実用化研究事業』2015年、59-63頁。

V　製薬企業と日本社会

多くの優れた薬物が開発され、感染症や生活習慣病等においては患者の予後が著しく改善された。しかし未だ十分な薬物治療が確立されていない疾患もある。また、過去には新薬を服用して重篤な有害反応が生じ、社会的大問題になったこともある。本章ではこのような事案を検証し、さらに今後の創薬研究の在り方について検討する。

誰のため、何のための創薬か

北　澤　京　子

　2018年春に放送されたTBSドラマ「ブラックペアン」では、主人公の天才外科医を中心に、困難な心臓手術に挑む医師たちの姿やトップ医師同士の争いが描かれた。ストーリー上重要な要素となっていたのが、心臓手術に用いる医療機器の治験だ。ドラマでは、治験コーディネーターが高級レストランで医師を接待するように見える場面や、被験者候補である患者に額面300万円の小切手を渡す場面が放送された。

　新GCP（医薬品の臨床試験の実施の規準）が完全実施されて20年、つまり日本に治験コーディネーターが誕生して20年経つというのに、ドラマの制作者は、治験コーディネーターをあたかも製薬企業のエージェントのように扱っていた。こうした治験コーディネーターの「あまりにも現実と乖離した描写」に対して、日本臨床薬理学会は2018年5月、TBSに対する見解を公表して抗議した[*1]。ドラマ制作者の不勉強・無理解と同時に、治験がまだまだ患者・市民に理解されていないことを痛感した出来事だった。

　治験は、新しい医薬品や医療機器を世の中に送り出すために欠くことのできないプロセスだ。そしてそれは、治療法がまったくない、あるいはあっても効果が乏しい病気で苦しんでいる患者のために行われているはずだ。だが、その取り組みが必ずしも患者・市民に理解されているとはいえないし、逆に、開発を急ぐあまりに種々の問題が露呈し、それがかえって患者・市民の受け入れを阻害している面もあるのではないか。本稿では、創薬の最終段階である治験および臨床試験のあり方について、被験者となり得る患者・市民の立場から要望を述べたい。

---

*1　日本臨床薬理学会。株式会社TBSテレビに対する見解送付のお知らせ（2018年5月7日）https://www.jscpt.jp/press/2018/180507press_release.html（Accessed on 15 June, 2018.）

1　説明文書を読みやすく、分かりやすく

　新GCPで、それまでの旧GCPから大きく変わったことの一つに、被験者への説明がある*²。旧GCPでは、被験者に説明すべき内容は「治験の目的および方法」「予期される効果および副作用」など6項目にすぎず、しかも、口頭での説明が許されていた。新GCPでは被験者への説明項目が増え（中でも重要なのは「当該治験が試験を目的とするものである旨」を説明することが加えられた点だ。）、文書による説明が義務付けられることになった。治験以外の臨床試験でも、基本的に文書による説明が行われている。

　これまでいくつかの倫理審査委員会で治験や臨床試験の説明文書を読んだ経験からは、説明しなければならない項目を網羅するために、説明文書が長く、また難しくなりがちだと感じる。情報を詳しく記載するのはよいが、病気や薬の専門知識を持たない（しかも病気で体調が悪い）被験者にとって読みやすく、分かりやすくなっておらず、中には最後まで読み通すことすら難しいと思われる説明文書もある。治験担当医師や治験コーディネーターが口頭で補足しているのだろうが、それでは結局のところ、被験者は「先生や治験コーディネーターが勧めるから同意する」となってしまわないだろうか。

　患者への説明に関して、国立国語研究所は2009年に『「病院の言葉」を分かりやすくする提案』を発表し、言葉が伝わらない原因を分析した上で、分かりやすく伝える工夫を提案した*³。だがこの提案はあくまで医学用語（単語）に関するもので、文書全体のまとまりや読みやすさには言及していない。米国では疾病管理予防センター（CDC）がClear Communication Index（CCI）を開発し、説明文書の評価や改善に活用している*⁴,⁵。被験者のインフォームド・コンセントがおざなりにならないために、説明文書の改善を求めたい。

＊2　北澤京子（著）『患者のための「薬と治験」入門』（岩波ブックレット、2001年）

＊3　国立国語研究所「病院の言葉」委員会（編著）「病院の言葉をわかりやすく：工夫の提案」（勁草書房、2009年）

＊4　Baur C, Prue C. The CDC Clear Communication Index is a new evidence-based tool to prepare and review health information. Health Promot Pract. 2014; 15: 629–37.

2　不正が起こらない体制、不正を起こさない覚悟

　高血圧治療薬ディオバンの効果を検証する市販後臨床試験でデータが改竄
され、それを基にした学術論文が広告に使われ販売促進に利用されていた。
これに対して厚生労働省は2014年1月、ディオバンの製造販売元のノバル
ティスファーマ社を、医薬品医療機器等法（薬機法）第66条違反（虚偽・誇
大広告）の疑いで刑事告発した。

　臨床試験に限らず、どんな研究でも不正は許されないが、医薬品の臨床試
験における不正は、①不正が判明して論文が撤回されれば被験者の協力が無
になってしまう、②不正な結果が診療ガイドライン等に引用されれば、臨床
試験に関与しなかった者を含めて多くの医療従事者の判断・行動に誤った影
響を与える、③企業が不正な結果を販売促進に利用して不当な利益を得る
——といった広範かつ重大な影響を及ぼす。改正薬機法では、虚偽・誇大広
告による医薬品等の販売に対する課徴金制度が新たに導入された。

　臨床試験における不正への対策として、臨床試験の登録、原データへのア
クセス、研究者の利益相反の自己申告等のルールが既に作られており、それ
らを遵守することは当然だ。だが、研究不正が起こる背景には、臨床試験の
資金を提供する企業、臨床試験を実施する研究者、臨床試験の結果を診療に
活用する医療従事者、さらには行政や医学・薬学の専門メディアも含めた多
くのステークホルダーが関係している[6]。すべてのステークホルダーが、
「誰のため、何のための創薬か」という原点に立ち戻り、自ら覚悟を決める
ことが、不正を抑止する前提条件となるのではないかと思う。ペナルティー
がなければ不正が起こってしまうような体制では、医薬品に携わるプロ
フェッショナルとはいえないし、社会からの信頼も得られない。

＊5　Porter KJ, Alexander R, Perzynski KM, Kruzliakova N, Zoellner JM. Using the
Clear Communication Index to Improve Materials for a Behavioral Intervention.
Health Commun. 2019; 34: 782-8

＊6　二羽はるな、北澤京子『検証！臨床研究不正：信頼回復への7つの提言』（日経メ
ディカル）2013；42(10)：36-49

　また、違法とまではいえなくても、バイアスや交絡が完全に除外できない研究デザイン（少数例の試験、オープン試験、ランダム化が不徹底［封筒法など］な試験、など）や、真のアウトカム（延命や治癒など）ではなく代用アウトカム（検査値の改善など）を用いた試験、事実誤認を招きやすいプレゼンテーション（効果を大きく見せるためにグラフの縦軸を操作する、見せたい部分のみ切り取って作図する、相対リスクのみを示して絶対リスクを示さない、など）が散見される。情報の読み手が、提示された情報を批判的に吟味する能力をもっと高めれば、不正の抑止力になるはずだ。

3　臨床試験への患者・市民の参画を

　患者・市民はこれまで、治験や臨床試験に被験者として（のみ）関わることがほとんどだった。だが現在、臨床試験の計画を含む様々な段階で患者・市民の関与が重要であるという考え方が広がっている（図1）。

　先駆的なのが、英国のジェームズ・リンド・アライアンス（James Lind Alliance；JLA）*7と、米国の患者中心のアウトカム研究所（Patient-Centered Outcomes Research Institute；PCORI）*8だ。JLAは2004年に発足した非営利団体で、病気の治療においてまだ分かっていないこと、言い換えれば今後の臨床試験で明らかにしていくべきことを、医療従事者だけでなく、患者や介護者と一緒に考え、リスト化する取り組みを行っている。患者・市民が加わる理由は、「新しい治療法の開発や検証には、医薬品や医療機器の業界や研究者が主要な役割を担っていますが、彼らの優先順位は、患者や臨床医にとっての優先順位と必ずしも一致していません。そのため、潜在的に重要な多くの研究領域が無視されており、実施される研究と、患者や臨床医が日々

＊7　Partridge N, Scadding J. The James Lind Alliance: patients and clinicians should jointly identify their priorities for clinical trials. Lancet. 2004; 364: 1923-4.
　　　https://www.ncbi.nlm.nih.gov/pubmed/15566996

＊8　Fleurence RL, Forsythe LP, Lauer M, Rotter J, Ioannidis JP, Beal A, Frank L, Selby JV. Engaging patients and stakeholders in research proposal review: the patient-centered outcomes research institute. Ann Intern Med. 2014; 161: 122-30.
　　　https://www.ncbi.nlm.nih.gov/pubmed/25023251

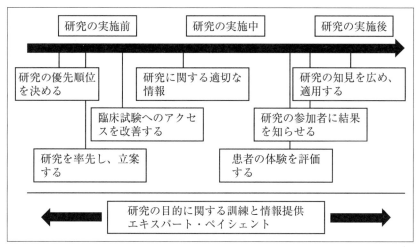

図1　臨床研究への患者参画
（José A Sacristán, Alfonso Aguarón, Cristina Avendaño-Solá, Pilar Garrido, Juan Carrión, Alipio Gutiérrez, Robert Kroes, and Angeles Flores. Patient involvement in clinical research: why, when, and how. Patient Prefer Adherence. 2016; 10: 631-40.をもとに作成）

必要としている研究によるエビデンスの間に、しばしばミスマッチが起きています。これは、貴重な研究費の浪費にもつながります」と明確だ[*9]。ちなみにジェームズ・リンド(1716〜1794年)はスコットランド人の海軍軍医で、世界で初めて臨床試験を行ったことで知られている。一方のPCORIは、患者保護並びに医療費負担適正化法（Patient Protection and Affordable Care Act）を受けて2010年に発足した非営利団体で、患者にとって重要なアウトカムにフォーカスを当てた比較効果研究（CER）に対する研究助成を行うと同時に、CERへの患者の関与を支援している[*10]。

　臨床試験をめぐる患者の体験を評価し、生かしていくことも重要だ。英国オックスフォード大学で始まったDIPEx（Database of Independent Patient

＊9　James Lind Alliance. The James Lind Alliance Guidebook (Version 8). November 2018. Available at http://www.jla.nihr.ac.uk/jla-guidebook/downloads/Version-8JLA-Guidebook-for-download-from-website.pdf（Accessed on 17 Dec, 2019)

＊10　Patient-Centered Outcome Research Institute. Our Story. Available at https://www.pcori.org/about-us/our-story（Accessed on 16 June, 2018.)

Experiences）の「臨床試験」モジュール＊11、および日本のディペックス・ジャパンの「臨床試験・治験の語り」モジュール＊12には、臨床試験に参加した患者の語りが収録されている。日本版では「自分が関わった治験が第何相だったか分からない」、「事前の説明で理解していたのと異なることをされ、引き受けたことを後悔した（がそれを医療者には伝えなかった）」といった率直な語りを視聴できる。治験に参加した経験のある患者を対象にしたウェブアンケート調査（n＝1473）では、「今後、あなたの疾患に関してどのような医薬品を開発すべきか」（49.8％）、「あなたの疾患に関する開発計画が患者からみて有用そうか」（52.4％）、「あなたの疾患に関する医薬品の開発計画の継続や終了についての判断」（46.7％）と、過半数前後の回答者が、自分の意見を述べることができると回答していた＊13。

　患者・市民が、薬の臨床試験を計画する段階から関わることができれば、おのずと臨床試験への関心が生まれ、理解も深まるだろう。さらに、もともと自分が知りたいことが臨床試験で明らかになるのだから、得られた結果を広めることにも協力してくれるだろう。臨床試験が社会から受け入れられるためにまず取り組むべきは、治験や臨床試験に患者・市民にもっと参画してもらうことだろう。

＊11　healthtalk. org. Clinical Trials.
　Available at https://healthtalk.org/clinical-trials/overview（Accessed on 17 Dec. 2019）
＊12　ディペックス・ジャパン「臨床試験・治験の語り」Available at https://www.dipex-j.org/clinical-trial/（Accessed on 16 June, 2018.）
＊13　武藤香織「臨床研究への患者・市民参画政策の黎明期に―「経験ある被験者」の貢献を考える―」医療と社会、2018：28：129–39

サリドマイド事件の教訓

更　田　義　彦

1　日本におけるサリドマイド事件

　サリドマイド（Nフタリルグルタミン酸イミド）がフォコメリア（あざら
し症）などの先天奇形を生じること、またそれによって世界的に未曽有の被
害を生じたことは、今日ではよく知られている。筆者は、原告弁護団に参加
して以来、関わってきた。

　D製薬会社は、ドイツのG化学会社の研究者による研究論文に着目し、独
自の製法特許を取得し、医薬品の製造許可を申請した。当時の薬事法では、
米、独、スイス、仏、英国等で既に製造販売されている「有名医薬品」につ
いて薬事審議会の個別の建議を待たずに許可を与えてよいとする扱い（「包
括建議」）が認められていた。D社は、十分な文献調査、動物実験、臨床実
験をせず、開発元ではまだ製造販売されていないのに「知られた医薬品」で
あるとして申請して製造許可を受け、1958年1月、鎮静睡眠薬として販売を
開始した。しかも、胎児に対する影響を全く検討もせずに「安全で妊産婦に
も推奨できる」などと宣伝広告し、その結果、妊婦に悪阻止めとして使用さ
れた。

　ドイツでは、発売後、1959年以降、多発性神経炎の症例報告、副作用報告
があったが、1961年11月、W.レンツが、地方小児科学会で、最近の新生児
に見られる四肢の欠陥について「ある特別の薬（サリドマイド）がこの原因
になっているのではないか」と発言して、警告を発した。

　この警告は、海外では大きな反響を呼び起こし、速やかに販売の停止、回
収等の措置が講じられた。情報は、D社および日本の行政当局にも伝えられ
たが、日本では販売が継続された。この間、当時北海道大学医学部小児科講
師だった梶井正もランセットに論文を投稿し、日本の症例を発表するのに先
立って関係方面に注意を促したが、行政も、製薬会社も、積極的に対応しな

かった。

　サリドマイド胎芽症は、妊婦がサリドマイドを最終月経開始後、何日目に
服用したかにより、症状の部位、程度が異なり、橈骨側から両側性に現れる
上肢奇形、重度の聴覚障害、耳介の形成の障害および顔面の神経や筋肉の運
動障害、その他多くの内臓奇形の合併など多様である。被害は、ドイツ、イ
ギリス、スウェーデンなど諸外国でも発生したが、日本とは異なり、上肢の
みならず、下肢にも障害を有する事例が目をひく。

表1　サリドマイド事件の経過——創薬から回収まで

1956. 10	D社が、海外の文献に着目し、商品化のため、独自の方法で合成
1957. 1	試供品の実地試用程度の「臨床実験」
1957. 8	製造許可申請（開発元の製造販売に先駆けて申請。ローテリステを提出）
1957. 10. 1	薬務公報「医薬品の安全性確保、医薬品等による被害の防止の必要性を力説」
1957. 10. 12	製造許可（包括建議で議了）
1958. 1	販売開始
1958. 5	開発元G社が抗議
1960. 5	G社と技術援助契約
1961. 11	レンツ警告
1962. 9	日本で回収公告

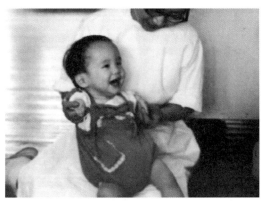

写真　サリドマイド被害者—子どもの頃
（被撮影者の提供による）

2　民事裁判による救済の経緯

　被害者は、サリドマイドが原因であると知って、1964年以降、製薬会社と国を相手取って集団的に損害賠償を請求する民事裁判を提訴した。

　裁判では、サリドマイドが催奇形性を有するか否か、胎児に対する影響など副作用を厳格に確認する義務があるか否か等を争点として審理され、多数の証拠が調べられた。証拠によれば、発売後にサリドマイドで、ニワトリ、マウス、ラット、ウサギ、ネコ、イヌ、ブタの胎仔試験により奇形が発生し、更には、カニクイザル（1964年）、アカゲザル（1967年）、ニホンザル（1971年）、ヒヒ（1964年）で四肢奇形が発生した。

　国と製薬会社は因果関係と責任とを認めて、和解を申し入れた。交渉の末、1974年10月に被害者と国および製薬会社が「確認書」を取り交わし、裁判は、判決によることなく終了した。この確認書では、①国と製薬会社は、サリドマイドが先天奇形の原因であること（因果関係）、及び一連の過程において落ち度があること（責任）を認め、損害賠償金を支払う、②国は、薬務行政について国民の健康を積極的に増進し、福祉向上に尽力する使命と任務とを自覚し、新医薬品承認の厳格化、副作用情報システム、医薬品の宣伝広告の監視、必要な場合承認許可の取消、販売の中止、市場からの回収等の措置を講じ、悲惨な薬害が再び生じないように最善の努力をする、③年金の運営、障害者福祉、薬害再発防止などにあたるためサリドマイド福祉センター「いしずえ」（現在は、公益財団法人いしずえ）を設立し、④会社が、その基金等を拠出する、⑤国と会社は、非提訴者に対しても原告に準じて適切に措置するなどと確約した。これにより、被害者に一定の救済が図られた。

3　今日のサリドマイド問題

(1)　被害者の現状

　被害者は、高齢期に差し掛かり、日常生活上、代償機能への依存等による二次的障害を生じているほか、当時の診断技術では分からなかった内頸動脈

の欠損などが発見される事例もあり、酷い被害と闘っている（公益財団法人
いしずえHP*1）。

(2)　胎児曝露による被害再発の危険性

　その後、サリドマイドはハンセン病、さらには骨髄腫に対して薬効が認め
られ、海外で製造販売され、使用された。日本にも個人輸入された。しか
し、2006年にブラジル等でサリドマイド胎芽症の子が出生しており、安全管
理が不可欠である。

　厚生労働省は、骨髄腫の患者の会などの働きかけを受け、2006年に米国の
安全管理手順（STEPS）などを参考とした中央一元管理による安全管理手
順（TERMS）を条件としてF製薬に対し、製造承認をした。しかし、その
後10年間に医療機関および患者の負担の軽減等のため中央一元管理を廃止す
るなど安全管理の手順を緩和する動きがやまない。いしずえは、行政や医療
関係者に、公的な先天異常モニタリング制度の実施と厳格な安全管理を求
め、危険性を監視し、警告している。

4　サリドマイド事件の経験に学ぶ

(1)　行政の先見性

　行政は、「医薬品等の品質、有効性及び安全性を確保するため」に権限を
適正に行使する責務を負う。医薬品の開発は、創薬促進の見地から早期承認
の圧力が強い。創薬の促進が国策であっても、公正さを確保し、権限の行使
を誤らないことが期待されている。

　米国では、FDAが、1961年当時、医薬品等に関しヒトの胎児や新生児に
対し悪影響を及ぼすことを認識し、担当官F.ケルシーが、安全性はいまだ
立証されていないとして、圧力、陳情に抵抗して製造許可を敢然と拒否し続
け、その間にレンツ警告等が出たことからM製薬会社が申請を取り下げたた
め、未然に被害が防止された。

＊1　http://www008.upp.so-net.ne.jp/ishizue/

　国民の生命と健康を守るというのであれば、医薬品は有害な副作用を避けがたいという特性を有するからこそ、安全性の確保のために万全の方策を講じるべきである。

(2)　製薬会社の責務

　人の生命に関わる医薬品を扱う「専門的職業人」は、患者の利益を図る立場にある。したがって、医薬品の開発を急ぐ場合でも、投薬を受ける患者、あるいは服用した者の子孫に重篤かつ非可逆的な副作用が生じないように厳格に安全性を確保し、医薬品の種別に応じ、使用方法や危険性に関し、常に的確な情報提供をすべきである。

　サリドマイド事件では、日本では国も会社も、レンツ警告を真摯に受け止めなかった結果、その後の服用により出生した被害者は、原告のうちほぼ3分の1に及んだ。

　製薬会社は、販売開始後、危険性に関し新たな情報に接した時は、鋭敏に受けとめ、安全性を確保する見地から想像力を発揮し、引き返す勇気をもつべきである。このような考え方は、世界医師会（WMA）が、「患者の健康を第一の関心事とする」、「患者の最善の利益のために行動する」、「リスクはこれを最小化する手段が講じられなければならない」と宣言して、人を対象とする医学研究に携わる医師以外の人々に対しても、この倫理原則[*2]を受け入れるように勧告していること、また、文部科学省と厚生労働省が、「人を対象とする医学系研究に関する倫理指針」（2014年）において、「重篤な有害事象が発生し、直接の因果関係が否定できない場合」にとるべき対応を示していることなどから見ても否定しがたいと思われる。

(3)　創薬に関わる医師・研究者の社会的責任

　幸いなことに、サリドマイド被害者は、裁判で、廉潔で勇気ある誠実な研究者・学者の鑑定・証言を得ることができた。しかし他方で、学者・研究者の中には資料を不正確に引用して誤った結論を導いた例や、無意識のうちに

---

*2　人を対象とする医学研究の倫理原則（ヘルシンキ宣言（1964年）〈フォルタレザ改訂（2013年）〉）

権力機関を過大に信頼し、または専門分化などにより、結果的に被害を拡大させる側に加担した例も指摘されている。

　学者・研究者の「科学における『不正行為』は、人々の生存、生活、福祉に重大な影響を与え、基本的人権や人間の尊厳を傷つける結果にもなりかねない」（2003年、日本学術会議）といわれているように、その社会的責任は極めて重い。

【参考文献】
・Tadashi Kajii, Thalidomide and Congenital Deformities, The Lancet. July 21, 1962
・増山元三郎編『科学者の証言』（東京大学出版会UP選書、1971年）
・藤木英雄／木田盈四郎編『薬品公害と裁判』（東京大学出版会、1974年）
・特集「サリドマイド事件の和解」ジュリスト577号（1974年）
・サリドマイド裁判（全4編）全国サリドマイド訴訟統一原告団、サリドマイド訴訟弁護団編（サリドマイド裁判記録刊行委員会、1976年）
・Francis Kelsey, DRUG EMBRYOPATHIES, PREVENTIVE MEASURES; THE AMERICAN POINT OF VIEW Presented on march 30 1965 at the symposium on the Embryopathethic Activity of Drugs to be held at the University College. London, England

キノホルム事件、クロロキン事件
——行政の法的権限と義務

森　谷　和　馬

1　国の賠償責任の根拠

　ある個人が他人の（故意・過失ある）行為によって被害を受けた場合、その被害者は民法第709条の不法行為の規定に基づいて、加害者に損害賠償を請求することになる。そして、もしもその被害が「公権力の行使に当たる公務員」の故意または過失によってもたらされたときは、国・公共団体が賠償の責任を負うと定められている（国家賠償法第1条第1項）。

　では、医薬品によって国民の生命・健康の被害がもたらされた場合、誰がその責任を負うことになるのか、処方・使用した医師や製造販売をした製薬会社だけではなく、国もまた責任を負わなければならないのか、それが多くの薬害訴訟事件の中で議論されてきている。

2　薬事法と国の責任との関係

　生命・健康の被害を起こした医薬品は、厚生労働大臣の承認を受けて製造販売されたものである。すなわち、当該医薬品が流通し、処方され使用されたことについて、厚生労働大臣が関与したことは確かであるが、そこから直ちに厚生労働大臣（国）の責任が肯定されるわけではない。その責任は、①医薬品の製造承認自体が不適切である場合、②医薬品の製造販売が開始された後、厚労大臣がその使用を止めなかったこと（不作為）が不適切である場合の二つが考えられる。

　薬害事件において、国の法的責任（損害賠償責任）が問われる場合、当然ながらその法理上の根拠が示されなければならないが、国の薬務行政を規律する法律は薬事法（現在は「医薬品、医療機器等の品質、有効性及び安全性

の確保等に関する法律」と改称）である。

　昭和23年に制定された旧薬事法は、昭和35年に大きく改正されていたが、その目的として医薬品の安全性確保は明示されず、審査事項に副作用は含まれず、厚生大臣（当時）が医薬品の製造承認を取り消すことができるという条項もなかった。すなわち、昭和54年に大幅な改正がなされるまで、薬事法は製造承認の後、厚生大臣が副作用に対応すべき権限・義務・責任に関する規定を欠いていたのである。

　そのため、昭和54年の薬事法改正前に発生した薬害事件では、医薬品による副作用被害の発生を防ぐために、国（厚生大臣）には如何なる権限があり、如何なる義務があるのかが訴訟上の大きな争点となった。その代表的なものが、次のキノホルム事件（スモン事件）であり、クロロキン事件である。

3　キノホルム（スモン）事件

　スモン（亜急性脊髄視神経症）は、下痢、腹痛などの腹部症状、下肢麻痺などの知覚障害、さらには歩行障害や視力障害などを症状とする疾病であり、その原因は患者がキノホルム剤を服用したことであった。キノホルム剤は整腸剤として広く使用されており、昭和30年代前半から発生し始めた患者は次第に増加していき、最終的な患者数は全国で約1万1,000人と言われるほどの多数にのぼった。

　当初、スモンの原因は不明と言われたが、昭和45年にキノホルム剤が原因であるという見解が出され、厚生省（当時）は同年9月にキノホルム剤の販売・使用の中止措置を採り、その後新たな発症は激減した。

　製薬会社と国の責任を問う訴訟が昭和46年から全国27の地裁に提起され、薬害の集団訴訟として社会の注目を集めた。最終的な原告数は6,000人を超えたとされる。その後9つの地裁で判決が出されたが、その結論は、すべて製薬会社と国の責任を肯定して賠償を命じるものであった。

　国の責任を論じる際に大きな問題となったのは、①製造販売が開始されているキノホルム剤について、国（厚生大臣）は、その販売や使用を中止させる権限があるのか、②権限があるとしても、その権限を行使しなかったこと

（不作為）が個々のスモン患者に対する義務違反となるかという（旧）薬事法および国家賠償法の解釈論であった。

この点について判決は、東京地裁のように「裁量権収縮の法理」[1]を援用したり[2]、京都地裁のように端的に「国には医薬品の安全性の確保義務がある」[3]という理由で、厚生大臣が規制権限を行使しなかったのは違法であると判断している。

上記東京地裁判決は、昭和42年に当時の厚生省薬務局長が発した「医薬品の製造承認等に関する基本方針について」と題する通知を捉え、この時点で薬事法は従前の警察法規から医薬品の安全性確保の法規へと実質的に修正を受けたと判示したが、行政通達が実質的に法改正と同じ効果をもたらすという（大胆な）論理構成は、行政法学者などからの批判を受けることになった[4]。

スモン患者の多くは訴訟上の和解という形で救済を受けることになったが、この事件は従来の薬務行政に深刻な反省を迫るものとなった。例えば東京地裁判決を書いた可部裁判長は、和解手続に際して、「キノホルム剤についての厚生当局の関与の歴史は、その有効性および安全性の確認につき何らかの措置をとったことの歴史ではなく、かえって何らの措置をもとらなかったことの歴史である」として、国の怠慢を厳しく指摘している（いわゆる「可部所見」）。一方、国は和解成立に際して、「被告国は、9つの判決を厳しゅくに受け止め、これら判決を含む右一連の経過を前提として、前記協議会の研究成果に従って、キノホルムとスモンの因果関係のあることを認めるとともに、スモン問題についての責任を認め、空前のスモン渦が発生するに至ったこと、その対応について迅速を欠いたことに遺憾の意を表明する。」と述べている[5]。

このような経過を踏まえて、昭和54年の改正薬事法では、医薬品の有効性

---

* 1　「裁量権収縮の法理」については、例えば宇賀克也「行政法概説Ⅱ【第6版】」（2018年・有斐閣）439頁以下参照。
* 2　東京地裁昭和53年8月3日判決　判時899号48頁・判タ365号99頁
* 3　京都地裁昭和54年7月2日判決　判時950号87頁
* 4　下山瑛二「健康権と国の法的責任」244頁以下など
* 5　厚労省のホームページ「スモン訴訟及び恒久対策の概要」より

と安全性の確保が目的とされ、製造承認後の取消規定が設けられるなど、医薬品による副作用の防止という観点が明確にされた。

4　クロロキン事件

　上述のスモン訴訟では、薬害発生に対する国の責任に関する最高裁判決は出されなかったが、クロロキン訴訟で初めて最高裁の見解が示されることになった。

　クロロキン製剤はマラリアの治療薬として開発されたが、その後適応が拡大され、エリテマトーデス、関節リウマチ、腎炎、てんかんなどにも使用されるようになった。ところが、クロロキンには角膜・網膜障害（クロロキン網膜症）を引き起こすという深刻な副作用があり、クロロキン製剤を使用してクロロキン網膜症となった患者やその家族が、医師、製薬会社、国を被告として損害賠償請求訴訟を提起した。

　東京地裁は、遅くとも昭和40年6月には厚生大臣の権限行使が義務付けられていたのにそれを怠ったとして国の責任を認めたが[6]、控訴審の東京高裁は国の責任を否定したため[7]、事件は最高裁に上告された。

　最高裁は一般論として、効能・効果を上回る有害な副作用を持つ医薬品については、たとえ（昭和54年改正前の）薬事法に規定がなくても、製造承認を取り消すことができるし、その権限を行使しないことがその許容される限度を逸脱して著しく合理性を欠くときは、その権限不行使は違法となる（損害賠償責任を発生させる）と判示した[8]。これは、薬害における国の法的責任について判示した初めての最高裁判決である。しかし、当該クロロキン事件に関して厚生大臣のとった措置は「一応の合理性がある」として国の責任を否定した[9]。

---

* 6　東京地裁昭和57年2月1日判決　判時1044号19頁
* 7　東京高裁昭和63年3月11日判決　判時1271号3頁・判タ666号91頁
* 8　最高裁平成7年6月23日判決　民集49巻6号1600頁
* 9　判例評釈として、磯部哲「クロロキン網膜症国賠請求事件」医事法判例百選【第2版】26頁、府川繭子「薬害と権原の不行使」行政法判例百選Ⅱ【第7版】458頁

　この事件の地裁判決は裁量権収縮論を採用したのに対し、最高裁は裁量権消極的濫用論を採用したと指摘されている[*10]。

5　二つの薬害事件の意義

　以上二つの薬害事件において、裁判所は旧薬事法（昭和54年改正前のもの）の形式的な文言にとらわれることなく、医薬品の安全性確保について、国自らが副作用の警告を出したり、使用を中止させたり、製造承認を取り消したりするなど、薬害防止のための積極的な措置をなすべき法的な権限や義務があると判断している。

　特にスモン訴訟の地裁判決は、医薬品の安全性確保こそが薬務行政の最も重要な課題であることを認識させ、薬事法の根本に関わる改正をもたらしたという意味で、大きな社会的意義を果たしたと言うことができる。

　そしてクロロキン訴訟の最高裁判決は、当該事件の結論として国の責任を否定したものの、一般論としては国（厚生大臣）に医薬品の安全性確保義務があると認めており、医薬品の安全性確保は国の法的な責務であることが司法判断として確立することになった。

　また昭和54年の薬事法改正に加えて、昭和55年には医薬品の副作用による被害を救済する制度が設けられ、薬害被害者に対する救済制度が初めて実現した。

　しかし、残念ながら、これ以降、薬害事件が根絶するには至らず、血液製剤によるエイズ事件[*11]、クロイツフェルト・ヤコブ事件、薬害肝炎事件、イレッサ事件などの深刻な薬害事件が発生し、そこでも国の薬務行政のあり方が厳しく問われることになったのである（ただし、イレッサ訴訟では製薬会社と国の責任は否定された[*12]）。

[*10]　天野淑子「クロロキン網膜症国賠請求事件」医事法判例百選58頁
[*11]　平成8年に東京地裁と大阪地裁で和解成立。
[*12]　高裁での敗訴判決を受けて原告は上告受理申立をしたが、国に対する事件は受理されず、製薬会社に対する事件は平成25年4月12日判決で上告が棄却された（民集67巻4号899頁）。

Ⅴ　製薬企業と日本社会

【参考文献】
・砂原茂一『薬　その安全性』（岩波書店、1976年）
・下山瑛二『健康権と国の法的責任』（岩波書店、1979年）

薬害エイズ・薬害肝炎
—— 再発防止の方策

鈴　木　利　廣

はじめに

　本稿は薬害エイズ東京訴訟（1989年10月提訴）と薬害肝炎東京訴訟（2002年10月提訴）の原告代理人を担当した経験や医薬品の民間監視団体・薬害オンブズパースン会議（1997年設立）の活動を踏まえて、主として薬害の再発防止策を考えるものであるが、被害の救済・回復支援も重要である。

1　薬害エイズ訴訟とは

　薬害エイズ訴訟とは、主に血友病患者の治療用に用いられた第8・第9凝固因子製剤によりHIVに感染した事案をいう。

　医療用血液は古くから肝炎等の感染症の原因とされてきた。1943年に米国において、肝炎感染対策として血液製剤（黄熱ワクチン）の病原性ウイルスの加熱不活化法が開発されていた。日本では64年にライシャワー米大使が輸血により肝炎感染を合併し、医療用血液を献血で賄う閣議決定がなされ、75年にはWHOや厚生省血液問題研究会が国内献血を勧告していた。このような中、先天性凝固因子欠乏症である血友病の治療薬として、72年に第9因子製剤の輸入が開始され、78年には第8因子製剤を含め本格輸入が始まった。そして、79年にはドイツにおいて凝固因子製剤のウイルス対策として加熱不活化技術が開発されていた。他方、81年6月に米防疫センター（CDC）は後にAIDSと名づけられる奇病を報告し、82年7月には血友病3症例を報告した。これを受けて米国では12月に医療用血液のドナースクリーニングが開始され、83年3月にはFDAが加熱製剤を承認し、5月にはAIDSウイルスが分離された。日本では6月に厚生省エイズ研究班が発足し、8月に日本の血

友病エイズ症例が確認され、84年2月から加熱製剤の治験が開始されるも、3月には研究班が血友病治療法を変更しない旨の報告をし、85年7月に第8因子、12月に第9因子の加熱製剤が承認されるも、86年頃まで非加熱製剤の出荷が続くことになった。

　被害者数は1,500〜2,000名ともいわれ、死亡者は715名（2019年現在）にのぼった。救済訴訟は1989年に大阪・東京の両地裁に係属し、95年に両地裁が結審され、和解勧告がなされ、96年3月に両地裁にて和解・確認書が締結された。訴訟手続で救済された被害者は二次感染者を含め、1,384名である。

　1996年の和解・基本合意の後にエイズ治療研究開発センターの設置（1997年）、薬事法改正を始めとする薬務行政改革や厚労省内の「誓いの碑」建立（1999年）、エイズ予防法廃止と感染症新法の制定（1998年）、血液事業新法制定（2002年）が行われた。

2　薬害肝炎訴訟とは

　薬害肝炎とは、止血用治療薬として用いられた血液凝固因子製（主にフィブリノゲン製剤、第9因子製剤）によってHCVに感染した事案をいう。

　医療用血液による肝炎感染は古くから指摘され、1963年に厚生省・血清肝炎調査研究班が設置された。ところが、肝炎感染の原因とされた血液製剤については、64年にフィブリノゲン製剤（F剤）が、72年に第9因子製剤が承認され、78年に第8因子製剤の本格輸入が開始された。77年に米FDAによってF剤の承認取消がなされるも、日本ではその後も販売が継続された。87年にF剤による肝炎感染が集団発生し、非加熱製剤の回収、加熱製剤の承認と進展するが、加熱でも感染被害が発生した。被害が止まったのは93年の不活化法（SD処理）の導入からであった。

　被害者数は1万人以上ともいわれるが、救済訴訟の原告数は約2,200名（2019年5月現在）である。救済訴訟は国・田辺三菱製薬と同社の子会社ベネシス・日本製薬を被告として2002年に東京・大阪で、翌03年に福岡・仙台・名古屋で係属した。判決は06年6月21日に大阪地裁、8月30日に福岡地裁、07年3月23日に東京地裁、7月31日に名古屋地裁、9月7日に仙台地裁

と続き、11月7日の大阪高裁和解勧告、12月23日の福田首相の訴訟解決の政治決断により、08年1月11日薬害肝炎救済法（通称）が制定され、1月15日原告団・弁護団と国との基本合意書締結、9月28日原告団・弁護団と田辺三菱との基本合意書締結、12月14日原告団・弁護団と日本製薬との基本合意書締結により解決に向かった。

解決後には肝炎対策基本法制定（2009年）、厚労省検討会報告「薬害再発防止のための医薬品行政の見直しについて（最終提言）」（2010年）、薬事法改正（2013年）はあれど、薬害防止の充分な改革にはつながっていない。

3　薬害防止策

薬害とはいわゆる副作用とは異なり、社会的に容認できない医薬品被害である。

医薬品は危険性を超える有効性があってはじめて社会的価値が認められ、この有効性は科学的な根拠に基づいて、危険性は予防原則に基づいて評価される。

医薬品の安全性は、戦後の薬事法（現薬機法）以来、国（厚労省、PMDA）と製薬企業と医療現場の三極の相互監視によって確保するシステムとされてきたように思う。

しかし、ジフテリア予防接種禍（1948年）以来、薬害エイズ、薬害肝炎以外にもキノホルム（1953年）、クロロキン（1955年）、サリドマイド（1958年）、ヒト乾燥硬膜（1973年）、ホパテン酸カルシウム（1989年）、ソリブジン（1993年）、ベロテックエロゾル（1997年）、イレッサ（2002年）、タミフル（2006年）、HPVワクチン（2013年）等々の有害作用が社会問題化してきた。

いわば三極の相互監視が機能不全に陥っているともいえ、その背景事情には製薬企業のマーケティング戦略の存在も無視し得ない状況といえる。すなわち、医薬専門家との利益相反、medicalization（病気づくり）、徹底した宣伝・広告などである。

このような製薬企業のマーケティング戦略を監視し得るシステムとして以下のような体制が検討されなければならない。

第1に、医薬品情報の公開化の促進である。

　第2に、情報公開を踏まえての患者・市民参加型監視である。

　第3に、薬事委員会等の医療現場による監視体制の強化と医薬専門職責任の確立である。

　第4に、医薬品副作用被害救済制度における医薬品の評価・分析である。

　第5に、薬務行政を監視する第三者組織の創設である。

　第6に、製薬企業におけるガバナンスの確立である。

　なお、歴史的には薬害被害者は社会的な偏見差別の対象にもなり、その点からも人間の尊厳が害されてきた。サリドマイド薬害、薬害スモン（キノホルム）、薬害エイズ、薬害肝炎、HPVワクチン薬害等がその例であり、かかる偏見差別の防止や回復のためには、国、自治体の対策改善のみならず、人権教育も必要である。

イレッサ判決と薬害損害賠償責任のあり方

米　村　滋　人

はじめに

　医薬品は、疾病の診断・治療等に有益な効能・効果を有する一方でほぼ常に副作用のリスクを有する。そして、社会的に許容しがたい重篤な副作用が生じた場合には、「薬害」事件であるとして被害者から損害賠償請求がなされることがある。従来日本では、薬害事件として大きな社会問題となったものが複数存在し、薬害に関する責任判断のあり方についてはそれらの薬害事件に関する判決に依拠した議論が多くを占めてきたが、近年ではこれとやや異なる展開が見られる。本稿では、イレッサに関する副作用被害が問題となった近時の最高裁判決（以下「イレッサ判決」という）と同判決をめぐって展開された議論を紹介し、薬害事件の責任判断につき検討することとする。

1　薬害事件に関する損害賠償責任の種別

　薬害事件に関しては、いくつかの法律構成による損害賠償責任が問題となる。まず、それぞれの法律構成の内容と特徴を整理しておく。

　第1に、不法行為に基づく損害賠償責任（一般不法行為責任；民法第709条）が追及される場合がある。後述のスモン訴訟など古典的な薬害訴訟の多くはこの法律構成によっているが、過失責任であるため被害者に過失の証明が求められる点に特徴がある。

　第2に、製造物責任法に基づく損害賠償責任（製造物責任；同法第3条）が追及される場合があり、後述のイレッサ訴訟はこれによっている。製造物責任は、1994年に新規に立法された責任類型であり、過失を要件とせず製品の「欠陥」に基づく責任と位置づけることで一般不法行為責任よりも責任の成立場面を広げたものとされる。同法の立法以後、医薬品副作用被害に関す

る事件も相当程度が製造物責任として取り扱われている。

　第3に、国や地方公共団体の責任を追及する場合に、国家賠償責任（国家賠償法第1条）が追及される場合がある。クロロキン薬害訴訟などにおいて用いられた。国家賠償責任の要件は民事不法行為責任のそれと必ずしも同一ではないが、故意・過失が責任要件となる点で両者は共通し、基本的な責任判断の特徴は相当程度類似する。少なくとも、薬害事件における具体的な認定判断のあり方に関して、国家賠償責任と不法行為責任の間に大きな差異は見いだしにくい。

2　従来の責任判断の傾向

　薬害訴訟の責任判断に関しては、一連のスモン訴訟に関する複数の下級審判決が重要な先例として扱われてきた。このうち、最も著名な判決である東京スモン訴訟判決（東京地判昭和53年8月3日判時899号48頁）は、製薬会社に対し医薬品の副作用に関する高度の調査・予見義務を課した上で、「製薬会社は、予見義務の履行により当該医薬品に関する副作用の存在ないしはその存在を疑うに足りる相当な理由……を把握したときは、可及的速やかに適切な結果回避措置を講じなければならない」として、結果回避義務も肯定した。

　また、クロロキン薬害訴訟控訴審判決（東京高判昭和63年3月11日判時1271号3頁）は、「医薬品についての副作用情報の収集、調査、検討及び予見される副作用と当該医薬品の有効性との対比等専門的分野にわたる事項の検討については、……企業の全能力を挙げて調査、検討を行い、いささかでも有効性や副作用に関係のある情報等は漏れなく会社首脳部にまで到達するような社内組織の整備及び執務態勢の維持管理が不可欠であ〔る〕。と述べており、予見義務という表現は用いていないものの、製薬会社の過失を広く認める判断を行っている。

　以上の通り、従来の薬害訴訟においては、高度の調査・予見義務を課すことなどにより、製薬会社の過失を広く認める方向性がとられてきたと言える。

3 イレッサ判決とその評価

(1) 判決の紹介

　これに対して、従来の判決とやや異なる方向性を示したのが、抗腫瘍薬イレッサ（一般名ゲフィチニブ）に関する最高裁判決（最判平成25年4月12日民集67巻4号899頁）である。まず、同判決の概要を紹介する。

　イレッサは、分子標的治療薬と呼ばれる一群の医薬品の1つであり、高い抗腫瘍効果が期待される一方で副作用は少ないものとされ、海外での使用経験も踏まえ、通常は第Ⅲ相試験まで行われる治験につき第Ⅱ相試験までの段階で厚生労働大臣の承認が行われ、使用が開始された。しかしその後、イレッサ服用患者の中に間質性肺炎が多数出現し、一部は重篤化して死亡に至った。そこで、被害者の遺族らが製薬会社に対し、製造物責任による損害賠償請求を行ったのが本件である。イレッサの添付文書第1版においては、「重大な副作用」欄の4番目に「間質性肺炎」の記載があるのみであったのに対し、添付文書第3版以降では文書の冒頭に間質性肺炎の発生を警告する記載が行われたことを踏まえ、添付文書第1版の記載の適否が争点となった。一審は警告表示の不備に基づく「指示・警告上の欠陥」を認め請求を認容したが、二審は欠陥を否定し請求を棄却した。

　最高裁は、副作用である間質性肺炎を、(i)他の抗癌剤の副作用と同程度の間質性肺炎と、(ii)急速に重篤化する間質性肺炎の2種のものに分け、(i)については副作用欄の4番目の記載であっても医師には危険性は明らかであるとして、警告表示の不備はないとし、また(ii)については、輸入承認の時点では予見しえなかったことから警告表示がなくとも不備はないとした。結論として、本件添付文書第1版の記載を前提としても、製造物責任を基礎づける欠陥は認められないものとした。なお、本判決には多数の補足意見がついており、イレッサは元来生命予後不良の疾患に対して用いられる医薬品であり、重篤な副作用があってもただちに欠陥が肯定されるとは言えないこと、重篤な間質性肺炎の発生が概括的には予見できたとしても、具体的内容が明らかでない限り警告表示の効果は乏しく、警告表示の不備を基礎づけることはで

きないことなどが指摘されている。

(2)　判決の評価

　本判決に対しては、法律家の間に批判的な論調が少なくない。具体的には、①本件添付文書第１版の記載のみで医師にとって危険性は明らかとした点が、医師の通常の理解水準に照らし非現実的であるとの批判のほか、②本判決は製造物責任の判断に際し具体的な予見可能性を要件とするように読めるが、これは過失を要件としない製造物責任の本来的趣旨に反するとの批判、③上記の通り過失を広く認める従来の薬害判例と整合せず「先祖返り」したものであるとの批判などが行われている（潮見佳男「製造物責任再考」NBL　1005号１頁、吉村・後掲1745頁など）。

　このうち②③は特に重要な批判であるが、これらに対し本判決の調査官解説（伊藤・後掲199頁以下）は以下のように述べる。②に関しては、本判決ではあくまで医療用医薬品の副作用に関する情報提供のあり方に限定した判断がされており、具体的予見可能性が要求されているのは、概括的な予見のみでは効果的な情報提供を行えないとの考慮に基づくものであるとする。また③に関しては、過去の薬害判例においては予見可能性が肯定されているのに対し、本件では予見可能性が否定されており、事案を異にするという。

　これらの問題は、製造物責任における「欠陥」の一般的な判断構造にも関係し、必ずしも容易には論じられない。しかし、②の点に関しては、警告表示の中で危険性の明示的告知が必要とされる可能性はあり、その場合に危険性の具体的予見可能性が要求される余地はある。これは、過失判断の前提となる（損害発生自体に関する）予見可能性とは内容を異にし、告知の前提として危険性の具体的予見が要求されること自体が製造物責任の本来的趣旨に反するとは言いにくいように思われる。この点については調査官解説が妥当であろう。

　他方で③に関しては、批判学説は過去の薬害判例において予見可能性の認定自体が拡大していたとの主張を含み、結論としての予見可能性の肯否を問題とする調査官解説は当該批判への応答になっていない。もっとも、この点に関しては、過去の薬害判例と比較して２つの事情を指摘することができ

る。第1に、今日では治験・臨床試験の規制の厳格化が進んでおり、治験のデザインとデータ解析が合理的であれば、それ以上の調査予見義務を課すことは容易でない。本件では第Ⅱ相試験までのデータのみで承認されているが、それは抗癌剤としての効果を期待する患者らの要望に応えた高度の政策判断であったとすると、さらなる対応を製造物責任の枠組みで製薬会社に求めることは通常困難であろう。第2に、過去の薬害判例の事案は、本来的効能に比して副作用がきわめて重篤であり、およそ医薬品として流通させるべきでない薬物に関するものであった。これに対してイレッサは、他の癌治療の奏効の見込みがない患者に対し、いわば「最後の手段」として用いられる医薬品であり、一定程度の副作用が想定されても医薬品としての意義が失われない薬物であったと言える。そのような場合にも高度の調査・予見義務等による過失認定の厳格化が妥当するかは、なお検討の余地がある。少なくとも、本件事案は単純に過去の薬害判例と同列には位置づけられまい。以上の点で、本判決の判断も正当化の余地があり、過去の薬害判例の妥当範囲に関しては今後も検討を要すると考えられる。

4　結びに代えて——医薬品副作用被害の訴訟による解決

　本稿では、イレッサ判決を中心的素材として、医薬品副作用被害の損害賠償責任に関する紹介と検討を行った。しかし、本来的に医薬品副作用被害は、損害賠償ではなく保険・行政給付等によって救済が図られることが望ましい。現在では、独立行政法人医薬品医療機器総合機構が運営する医薬品副作用被害救済制度が存在し、多くの被害事例ではこれによる救済が実現している。ただし、抗癌剤や血液製剤などは同制度の対象から除外されており、近年の訴訟案件はこの種の除外医薬品の事例に集中している。損害賠償による被害救済の限界は明らかであり、将来的には、同制度の対象範囲を広げるなどの対応が必要と考えられる。

V　製薬企業と日本社会

【参考文献】
・伊藤正晴「判例解説」最高裁判所判例解説民事篇・平成25年度171頁
・吉村良一「『薬害イレッサ』における製薬会社の責任」立命館法学350号1701頁
・塩野隆史『薬害過失と因果関係の法理』（日本評論社、2013年）

臨床試験に対する社会不信
——ディオバン事件を核に

大　西　正　夫

はじめに

　筆者は2006年まで読売新聞東京本社の科学部、調査研究本部で医学・医療を中心に取材し、記事を書いてきた。その後もフリーランスのジャーナリストとしてこの分野をフォローし続けている。その視点から、表題にアプローチしてみたい。

　かつて社会不信は、マスコミが生み出す、あるいは煽り立てるものだと非難されることが少なくなかった。だが、ディオバン臨床試験報道を振り返るたびに、売り上げ至上主義に陥り、医薬品によって人の生命・健康を守る社会的使命を置き忘れた一部大手製薬企業の暴走の実態が、的確な取材と地道な裏取りで具体的に明らかになるにつれ、一部の製薬企業と研究者たち、一部の医療系商業誌、何より臨床試験そのものへの不信感が社会的に増幅されていった過程が手に取るように分かる。

　個々の記者たちとその所属する新聞などマスメディアが真相に迫った報道に接し、読者、視聴者はゆがんだ臨床試験の内奥を知ることになり、多くの研究者や医師たちは憤り、常なら重い腰の行政も座視できず、司法が強制捜査に乗り出す。後述するCASE-J臨床試験（「3　同根の研究不正、CASE-J臨床試験」参照）の不正発覚（2014年）も同種の事件として見落とせない。

　日本では、医薬品、医療機器等の品質、有効性及び安全性の確保等に関する法律（以下「医薬品医療機器等法」という。）（旧・薬事法）の規定する治験以外には、臨床研究における被験者保護のための法律がなかったが、ディオバン事件の結果として、2017年、「臨床研究法」が成立した。これによって、研究者への社会不信が払拭されるかについては、今後の運用と推移を見

221

極めなければならないであろう。また、同法は、治験以外の、医薬品を人に用いる研究だけを対象とするものであり、さらに、被験者保護ばかりでなく、それと直接の関係にない研究の公正さを確保しようとする。そのため同法の性格はかなり分かり難いものになっているばかりでなく、研究の適切な遂行に無用の障害になるのではないかと懸念されているところでもある（本書Ⅲ所収の諸論文参照）。

1　ディオバン事件の概要

ディオバン事件とは、一義的には、スイスに本拠を置くビッグファーマ、ノバルティス社の日本法人ノバルティスファーマ（以下「ノバルティス」という）が自社の高血圧治療薬（以下「降圧剤」という。）であるバルサルタン（商品名ディオバン）の臨床試験でデータ改ざんなどの不正を行っていたことが発覚、元社員が起訴された薬事法違反（虚偽広告）事件を指す。この臨床試験は、ノバルティスが大学を通して研究責任者（循環器内科教授）に研究資金（奨学寄付金）を提供して実施される「医師主導（型）臨床試験」と呼ばれるものであった。

1990年代に新しい作用機序を持つ降圧薬として登場したアンジオテンシンⅡ受容体拮抗薬（ARB）であるディオバンは、日本では2000年に承認、発売された。ARBとしては国内３番手だったが、ノバルティスは、１年間に1,000億円以上の売上高をもたらすブロックバスター実現に向けた一大販売促進戦略（プロモーション）の推進に力を注ぐことになる。

その最も大きな柱が、医師主導臨床試験を全国５つの大学医学部循環器内科に依頼し、"降圧を超えた臓器保護効果"の証明を得ることであった。ノバルティスが2002年から12年までに提供した奨学寄付金の総額は11億3,290万円に及ぶ。奨学寄付金の本来の趣旨は、大学の研究振興を目的とし、大学窓口を介して指定した研究室が自由に使える日本独特の民間企業寄付制度だ。ディオバン臨床試験の内実は、上述の臓器保護効果証明のための"ひも付き"試験であった。

一番手の慈恵医大・慈恵ハート研究の結果をまとめた論文が、2007年にオ

ランダの一流医学誌「ランセット」に掲載された。京都府立医大・京都ハート研究も、2009年の欧州心臓病学会誌「European Heart Journal」に載った。いずれの論文も、万単位の部数で別刷り（リプリント）を発行、国内外の医師らに無料配布されるなど、ディオバンの拡販に一役買った。

ディオバンを称揚する専門家のインタビューや座談会記事も、国内の医療専門誌に溢れ返った。日本高血圧学会の幹部（循環器内科教授ら）が開業医、勤務医を相手に全国を講演して回った。2002年に400億円だったディオバンの売上高は2007年に1,200億円を超え、2009年からは1,400億円台を4年間にわたってキープし続けた。

ところが、2012年4月、慈恵ハート研究に対し、「統計的に奇妙な現象が見られる」との懸念（Concern）を示す日本人医師の投稿（Letter）が、ランセットに載った。京都大学病院循環器内科の由井芳樹医師であった。それより以前の2008年、高血圧の専門医、桑島巌医師（当時・東京都老人医療センター副院長）が、慈恵ハート研究の試験方法では非客観的エンドポイントがディオバン優位に傾いた可能性が高く、公平な試験の結果ではないことを学会の場や、医療専門週刊誌「日本医事新報」（8月2日号）で指摘していた。

2012年から2013年にかけ、国内外の医学誌から京都ハート研究論文の撤回が相次ぐなど事態は急転する。ランセットも2013年9月、その6年前に掲載した慈恵ハート論文を撤回したことでディオバン臨床試験に対する不正疑惑が浮き彫りになった。最終的には、2018年8月8日付けで名古屋ハートの論文が米医学誌「ハイパーテンション」から撤回され、5大学のディオバン臨床研究論文はすべて挫滅した（後掲・参考文献参照）。

2　ディオバン事件の核心

まず、ノバルティスの社員であることを隠して5大学の臨床試験に関わった人物の存在。臨床試験のために得た大阪市立大学非常勤講師の肩書を隠れ蓑に、当初から全てに参画し、被験者である患者のカルテの検査値を恣意的に操作したことが挙げられる。その結果、他の種類の降圧剤と比べて心筋梗塞や脳卒中など心血管障害の発症率を慈恵ハートで39％、京都ハートで45％

も低下させたという、常識では考えられない好成績が出現したのだ。これが前述した「降圧を超えた臓器保護」（「1　ディオバン事件の概要」参照）の正体であった。

　このような不正は、2013年8月に発足した厚生労働省「高血圧症治療薬の臨床研究事案に関する検討委員会」で、関係大学の調査結果や、元社員を含めた関係者らのヒアリングなどで明らかにされたが、強制力がないため真相解明に限界があるのは予期された通りであった。

　厚労省が2014年1月、人物を特定せずにノバルティスと同社社員を薬事法（虚偽・誇大広告禁止）違反の疑いで刑事告発したのを受け、東京地検特捜部は同社を家宅捜索、半年後に白橋伸雄元社員を同容疑で逮捕・起訴した。東京地裁は2017年3月、白橋被告、ノバルティスの双方に無罪判決を言い渡した。意図的なデータ改ざんに加え不正な論文が同社の宣伝に使われたことを認定しながらも、論文自体は薬事法が規定する「広告」に当たらないという判断だった。

　早くから国内の臨床研究（試験）の質に疑問を呈してきた前出・桑島医師は、専門家によるNPO法人臨床研究適正評価教育機構（J-CLEAR）を2010年に設立し、公判も欠かさず傍聴した観点から、「一般常識から乖離したこの判決結果に、医療関係者の多くは納得しないであろう」としつつ、「ディオバンに有利になるようデータを改ざんしたとする検察側の主張を全面的に認めた点では意義があった」（日本医事新報2017年5月13日号）と指摘した。

　2018年11月の控訴審で東京高裁は、無罪とした1審判決（東京地判平成29年3月16日裁判所ウェブサイト）を支持し、検察側の控訴を棄却した（東京高判平成30年11月19日裁判所ウェブサイト）。翌12月、東京高検は最高裁に上告した。

3　同根の研究不正、CASE-J臨床試験

　ディオバン疑惑が発覚して2年近く経過した2014年2月、やはり同じタイプの降圧剤、ARBを使った医師主導臨床試験「CASE-J」に、研究不正疑惑が持ち上がった。この試験は、日本の医薬最大手・武田薬品工業がいち早く

発売していたカンデサルタン（商品名ブロプレス）と、臨床現場で広く使われていたカルシウム拮抗薬のアムロジビン（商品名ノルバスク、ファイザー社）を服用する二つのグループに分けて心血管系疾患の抑制効果を比較するのが目的だった。京都大学と大阪大学が中心となって2001年に開始された。武田薬品から提供された奨学寄付金などは37億5,000万円に上った。

　その試験結果は2008年に米国心臓病協会誌「ハイパーテンション」に掲載されたが、心筋梗塞、脳卒中などの抑制に両群とも差がなかった。ところが、武田薬品が医療専門誌などに出していたブロプレスの宣伝広告、医師向け講演会のグラフに、長期服用（42か月以降）するとブロプレスが心血管系疾患発症率を低下させたことを示すグラフが使われていた事実が判明した。ハイパーテンション誌には記載されていなかったグラフであったが、武田薬品はグラフに見るこの逆転現象を「ゴールデン・クロス」と銘打ち、ブロプレスをより長期に使うことで発症予防が可能と謳ったプロモーションを展開した。

　前出の由井芳樹医師（「1　ディオバン事件の概要」参照）がこれに気づき、2014年2月、同じハイパーテンション誌のweb版に疑義を呈した論文を投稿し、掲載された。2014年6月、社外調査委員会の調査結果が発表された記者会見で、長谷川閑史社長は「有意差がないのに、あるような表現でプロモーションしたことは、今回の調査で同様の事実が確認された。不適切な点があったことを改めてお詫び申し上げる」と陳謝した。

　厚労省は2015年6月、医薬品医療機器等法（旧・薬事法）に基づき誇大広告があったと認定し、武田薬品に業務改善命令を出した。作り変えられたグラフによるブロプレス優位の"成果"は、日本高血圧学会による高血圧治療ガイドライン2014年版に引用された。

4　治験と臨床試験の落差——創薬研究に水を差した臨床試験

　ディオバン臨床試験、CASE-J臨床試験のいずれもすでに国から承認されており、臨床現場で使われている自社医薬を用いて他社製品との差別化を目

的とする、付加価値の証明を図った医師主導臨床試験であった。これに対し、開発した医薬の承認取得のためのデータ収集を目的に行われる臨床試験が治験である。臨床現場で治療に使われるのが妥当か科学的に試験するという意味で治験と呼ばれるが、当然、臨床治験という用語はない。

上記２つの降圧剤が新薬としての承認を取得した当時、薬事法（現・医薬品医療機器等法）が定めた「医薬品の臨床試験の実施の基準に関する省令」（GCP省令）に基づき、製薬企業が主体的に企画、実行、統計解析、論文作成、費用提供を担い、医師、医療機関が協力する形で行われた。承認後の効能効果や副作用の長期的観察などを目的とする市販後臨床試験も、GCPに基づいて企業が実施する。

ところが、医師主導臨床試験の名称とは裏腹に、市販後試験を含む２つのトライアルとも、明確かつ科学的に適切なエンドポイントが設定されておらず、学会発表や論文作成を目的とした研究が多く、本末転倒との批判が臨床研究専門家の間に少なくなかった。科学性に加えて倫理性、信頼性という、臨床試験、治験に必須の三要素を満たしていないとの指摘もあった。

一方で、治験に至るまでの医薬の開発は、主として大学の基礎研究、製薬企業の応用研究などで織りなされる創薬研究のたゆまざる努力の成果である。半世紀以上にわたって多々送り出された高血圧治療薬の中で、ARBの効能は高く評価された。関わった研究者たちは国内外で承認されたディオバンが臨床現場に登場し、ブロックバスターの地位を獲得した時には格別の感慨があったにちがいない。だが、事件の発覚後、社会問題に発展し、深刻な社会不信が湧き起こってからは、創薬研究者たちの多くは裏切られた思いに駆られたのではないだろうか。

※この項は、メディカル・トリビューン誌に掲載された宮川義隆・埼玉医科大学教授のインタビュー記事、東邦大学大学院医学教育研究会での今村知世・慶応大学医学部臨床薬剤学講師の講演内容を参照した。

5　社会不信とメディアの役割および限界

　ディオバンの問題が事件化する前の疑惑段階からひそかに取材を進めてきた新聞記者らはいた。毎日新聞科学環境部の2人の記者が著した『偽りの薬　バルサルタン臨床疑惑を追う』（後掲・参考文献参照）には、早い段階での記事化を焦って疑惑そのものが矮小化される心配をする心理が描かれ、慎重な上にも慎重を期した様子が伝わってくる。

　そして、用心深く緻密に動く中で情報源から論文撤回の知らせを受け、当該誌のホームページを開くと、「複数のデータに致命的な欠陥が見つかった」とだけの短い英文が目に飛び込む。「ついに大きな山が動き出した」——。当番デスクの引き継ぎノートには、〈論文不正疑惑。さあ、開戦です〉。朝日新聞科学環境部の記者もやはり追いかけていた。初期段階、2013年2月のことだ。以後、マスメディアはディオバン臨床試験の不正疑惑に全力を投入する。

　研究不正による臨床試験の論文発表などを基に展開されたプロモーションが、臨床現場で不適切な処方行動につながった可能性は否めない。それによって、個々の患者に応じた本来受けるべき適切な治療の恩恵が得られなくなる不利益を、いったい誰が社会に知らせるのか。そこに、マスメディアという媒体の大きな役割があったように思う。行政を動かした意味でも大きい。

　もう一つ、ランセットなど世界的に著名な医学誌や自然科学誌を傘下に持つ国際的な学術出版社エルゼビア（オランダに本拠を置く）の存在が、一連の報道で社会に広く知られるようになり、臨床研究との関わりが改めて注目されたことも見落とせない。同社の日本支社が、前述した大量の論文別刷り配付を含むノバルティスのプロモーション活動で代理店のような役割を果たし、医師主導臨床試験が飽くなき商業主義に利用された実態が浮かび上がった。

　思い返せば、ディオバン臨床試験の論文が海外医学誌に載った前後、医師を中心に医療界との関わりが深い医療系雑誌のうち、企業の意に沿ったタイアップ記事や派手なカラー特集を連発したところも目立った。一般紙と専門誌（紙）というメディアの形態にもよるが、広告と（一般）記事の分離ができていれば傷が小さくて済んだはず、との声も聞く。その一方で、プロモー

ションの"熱風"の中、冷静に対処していた医療専門誌も少なくない。

　ディオバン事件がもたらした社会不信に、新薬として承認した行政に事後管理責任を問う声の他に、一般メディアに対しても処方薬の派手すぎる宣伝・広告に気づくべき時期があったのではないかとの批判がある。しかし、現実的には難しいであろう。ここでは、水面下での掘り下げ取材、裏を取る作業の積み重ねによる事実報道を心がけた報道機関が、かの臨床試験不正を余すところなく伝え、臨床研究改革の突破口を開く役割の一端を担ったとの自負は、現場の取材記者たちに共通しているはずだ、と言わせていただきたい。

　本稿で取り上げた当該事件に限らず、マスメディアの総合的・持続的報道がなければ社会不信は大きくなりえないケースが多々ある。もちろん、それについての評価は立ち位置によって分かれるであろう。断言できるのは、信頼される臨床試験（研究）のための制度改革に向け、社会不信を払拭する地道にして果敢な取材と報道の継続がマスメディアの使命である、ということだ。

【参考文献】
・河内敏康・八田浩輔『偽りの薬　バルサルタン臨床試験疑惑を追う』（毎日新聞社、2014年）
・桑島巌『赤い罠　ディオバン臨床研究不正事件』（日本医事新報社、2016年）
・黒木登志夫『研究不正―科学者の捏造、改竄、盗用』（中央公論新社、2016年）
・磯部哲「case13　研究への企業の関与と利益相反―ディオバン事案」井上悠輔・一家綱邦編著『医学研究・臨床試験の倫理　わが国の事例に学ぶ』（日本評論社、2018年）237頁-256頁

あとがき

鈴　木　　聡

　私は、1995年にHAB研究機構の前身であるHAB協議会が設立されて以来、ヒト組織、細胞（以下、ヒト試料。）の研究利用の推進に携わってきた。この間のわが国の状況については、この4半世紀の間紆余曲折はあったものの、研究者の必要とするヒト試料の供給環境は一貫して改善してきたと感じている。

　1997年に薬物相互作用研究について発出された米国食品医薬品局（FDA）および欧州医薬品庁（EMA）のドラフトガイドラインは、ヒト肝試料を用いたin vitro試験結果を申請の必要項目として記載している[1,2]。これを受けて、HAB協議会は米国の非営利団体NDRIと国際協定を締結して、移植不適合と判定された脳死ドナーから摘出された肝臓を入手して、会員に肝試料の提供を始めたが、数年後には欧米から輸入されたヒト肝細胞が市販されるようになり、現在はさらに研究者が必要とする様々なヒト試料が広く市販される状況になっている。過去3回の人試料委員会で事務局を務めた者としては、ヒト試料を用いる研究倫理に関しての議論は成熟してきたと思う。しかしながらわが国には未だに、国際的通念とは異なるスタンダードが人々の心の中にあり、それが創薬研究を阻害していると思われる。

　上記のように、わが国の研究者は欧米で摘出されたヒト試料を試薬販売会社から購入できるようになった。「人を対象とする医学系研究に関する倫理指針」は、既に学術的な価値が定まり、研究用として広く利用され、かつ、一般に入手可能な試料・情報はこの指針の対象外としている（第31「適用される研究」ウ①）から、試薬販売会社から購入できるようなヒト試料は倫理

＊1　Guidance for Industry, Drug Metabolism/Drug Interaction Studies in the Drug Development Process: Studies In Vitro, 1997.

＊2　Committee for Proprietary Medicinal Products（CPMP）. Note for guidance on the investigation on drug interactions, 1997.

指針に基づいた手続きは不要である。しかしながら、国内のバンク、医療機関から入手するヒト組織を研究に供する際には、同指針に従った厳しい手続きが必要となる。もちろん国内においてヒト試料を研究に使わせていただくためには、ドナーの個人情報に配慮した処置は必要ではあるが、それ以外の点では、ドナーへの配慮から研究者側の科学的妥当性や倫理性は、日本人と国外の人達との間で同じ規範で扱われるべきものではないかと思われる。

　いみじくも、今回の委員会でも過去の薬害問題を真摯に検証する一方で、大手新聞社OBより製薬会社CEOの高額報酬が製薬会社への不信を高めているとの発言があり、自動車会社CEOの報酬とは同列に扱われないダブルスタンダードの不思議さと驚きを感じた。海外企業に伍しうる高い国際競争力を有していることが欠くことのできない条件になる創薬研究の場で、わが国のダブルスタンダードも一度見つめてみる必要があるのではないかと思った次第である。

　今回は2018年から4回の委員会を開催して上梓にいたったが、本務ご多忙の中委員会活動にご尽力いただき、医・倫理・法、そして創薬研究の関係を熱心にご議論いただいた委員に深謝するものである。

付　日誌

第1回　2018年2月18日

・委員会の活動目的、執筆要項についての説明（町野　朔委員長）

・特別講演「血液1滴でがんを早期に診断—リキッドバイオプシーの世界
　動向とがん早期診断」（落谷　孝広参考人・国立がん研究センター研究所）

第2回　2018年4月8日

・AMEDのミッションと今後の方向性（菱山　豊委員）

・医学と利益相反—日米比較の視点から—（小山田　朋子委員）

・医療関係者との透明性を確保するための製薬協の取り組み（田中　徳雄
　委員）

第3回　2018年6月17日

・執筆項目、執筆要項について（町野　朔委員長）

・薬害エイズ訴訟、薬害肝炎訴訟の経験から—日本の薬害を考える（鈴木
　利廣委員）

・薬害事件とその後の行政の対応（平山　佳伸委員）

第4回　2018年12月2日

・国際社会における日本の創薬「臨床研究法と創薬研究」

　　1）国際社会における日本の創薬：臨床研究法の成立によって創薬研究
　　　はどうなるか（磯部　哲委員）

　　2）臨床研究法と創薬—施行後の制度設計を中心に（井上　悠輔参考人・
　　　東大医科研）

　　3）国際社会における日本の創薬—臨床研究法が与える影響—（国忠
　　　聡参考人・製薬協）

・創薬におけるヒト組織の活用

　創薬に於けるヒト組織の活用（月見　泰博参考人・武田薬品工業）

・WEB版の進行状況とSUP版作成に向けて（町野　朔委員長）

編著者一覧（執筆順）

髙久史麿（たかく・ふみまろ）
公益社団法人地域医療振興協会会長・東京大学名誉教授
専門：血液内科
主要著書・論文
　　『治療薬マニュアル2020』（医学書院、2020年）〔監修〕
　　『日本医学会会長が教える―医者の健康法』（中央公論新社、2016年）〔執筆〕

中山茂樹（なかやま・しげき）
京都産業大学法学部教授
専門：憲法学
主要著書・論文
　　「胎児は憲法上の権利を持つのか―『関係性』をめぐる生命倫理と憲法学」
　　法の理論⒆：13-57, 2000.
　　「科学技術と民主主義―憲法学から見た『市民参加』論」初宿正典ほか編
　　『国民主権と法の支配［上巻］』（成文堂、2008年）79-100.

成川　衛（なるかわ・まもる）
北里大学大学院薬学研究科教授
専門：薬事規制、臨床試験
主要著書・論文
　　『革新的医薬品審査のポイント』（日経BP社、2015年）〔編集・執筆〕
　　『進化するがん創薬―がん科学と薬物療法の最前線』（化学同人、2019年）
　　〔分担執筆〕

黒川達夫（くろかわ・たつお）
日本OTC医薬品協会理事長
専門：レギュラトリーサイエンス、国際ハーモナイゼーション、市販後安全
　　　対策、医薬品等承認審査、医薬品行政

主要著書・論文

『医薬品のレギュラトリーサイエンス』（南山堂、2014年）〔編著〕

「ICHの歴史―ICHの形成にたどるわが国医薬品の国際展開―」薬史学雑誌　49(2)：165-170, 2014.

高戸　毅（たかと・つよし）

JR東京総合病院院長・東京大学名誉教授

専門：口腔顎顔面外科・形成外科

主要著書・論文

『口と歯の事典』（朝倉書店、2008年）〔編集〕

『口腔科学』（朝倉書店、2013年）〔監修〕

『再生医療〜創る、行う、支える〜』（一般社団法人再生医療学会、2019年）〔執筆〕

隅藏康一（すみくら・こういち）

政策研究大学院大学教授

専門：科学技術イノベーション政策、知的財産政策

主要著書・論文

隅藏康一（2019）「ヒトゲノムデータとそこから派生するナレッジのシェアリング・活用の促進に向けて」『日本知財学会誌』、16巻1号、50-57。

隅藏康一（2013）「ヒトゲノム・遺伝子に関する特許権と公共性のバランス」『日本知財学会誌』、10巻1号、13-24。

『知的財産政策とマネジメント　公共性と知的財産権の最適バランスをめぐって』（白桃書房、2008年）〔編著〕

酒井康行（さかい・やすゆき）

東京大学大学院工学系研究科化学システム工学専攻教授

日本動物実験代替法学会会長（2019-2020年度）

専門：生物化学工学、生体組織工学

主要著書・論文

『臓器チップの技術と開発動向』（シーエムシー出版、2018年）〔監修〕

Sakai, Y., et al., Toward engineering of vascularized three-dimensional liver tissue equivalents possessing a clinically-significant mass, Biochem Eng J. 48: 348–361, 2010.

池田敏彦（いけだ・としひこ）2018年7月16日　ご逝去（享年71歳）

三共株式会社薬剤動態研究所元所長、医薬品開発支援機構前代表理事

専門：薬物動態学

主要著書・論文

Ikeda T. et al., Microdose pharmacogenetic study of 14C-tolbutamide in healthy subjects with accelerator mass spectrometry to examine the effects of CYP2C9 *3 on its pharmacokinetics and metabolism. Eur. J Pharm. Sci. 49(4): 642–648, 2013.

杉本倫教，岩瀬由未子，弓田長彦，千葉康司，山崎浩史，池田敏彦．動物データに基づくヒト放射線内部被ばく線量の評価―薬物動態学的方法の応用―Radioisotopes. 2015; 64: 673–679.

Yamazaki H. et al., Human plasma concentrations of tolbutamide and acetaminophen extrapolated from in vivo animal pharmacokinetics using in vitro human hepatic clearances and simple physiologically based pharmacokinetics modeling for radio-labeled microdose clinical studies. Radioisotopes. 64(8), 509–519, 2015.

堀井郁夫（ほりい・いくお）

ファイザー、東京理科大学客員教授

専門：毒性学、毒性病理学

主要著書・論文：

「非臨床試験―ガイドラインへの対応と新しい試み―」（Life-Science Information Center、2008年）〔編著〕

Horii. I. Toxic effect onset and evaluations of medicinal drugs - horizon for Darwinian toxicological thought. J. Toxicol. Sci., 35, 425–435, 2010.

Horii. I. The principle of safety evaluation in medicinal drug - how can toxicology contribute to drug discovery and development as a multidisciplinary science？ J. Toxicol. Sci., 41, SP49–SP67, 2016.

「創薬にむけたヒト細胞・組織の利用：Precision Medicineへの展開」レギュラトリーサイエンス学会誌 6(1)：71–79, 2016.

Horii. I. et al., Current status and future perspective of computational toxicology I drug safety assessment under ontological intellection. J, Toxicol. Sci., 44, 721–735, 2019.

近藤達也（こんどう・たつや）
一般社団法人Medical Excellence JAPAN（MEJ）理事長
専門：脳神経外科医、レギュラトリーサイエンス、医薬品・医療機器・再生
　　　医療等製品行政、医療政策
主要著書・論文
　Kondo, T. et al., Evolving Vision of Regulatory Science in the Global Medical Community. Clin Pharmacol Ther. 107(1): 136–139, 2020.
　Tominaga, T. et al., International vision and strategy for drug regulatory authority: the PMDA's international vision; Clin Pharmacol Ther. Sep; 92(3): 349–51, 2012.

菱山　豊（ひしやま・ゆたか）
日本医療研究開発機構理事等を経て2019年7月から文部科学省科学技術・学術政策局長
専門：科学技術政策、生命倫理
主要著書・論文
　『生命倫理ハンドブック』（築地書館）
　『ライフサイエンス政策の現在』（勁草書房）

田中徳雄（たなか・とくお）
日本製薬工業協会　常務理事

専門：コード、コンプライアンス
主要著書・論文
　薬学図書館　60(3)：219-224, 2015.
　実験医学　35(6)：1009-1013, 2017.
　人事院月報通巻831号2-5, 2018.

三和　護（みわ・まもる）
日経メディカル　編集委員
専門：医療行政、感染症、循環器、医師の労働環境など
主要著書・論文
　『「2040年問題」で日本の医療はここまで変わる』（日経メディカル、2018
　年1月号）
　『薬剤耐性クライシス』（日経メディカル、2016年10月号）
　『「心不全パンデミック」の脅威』（日経メディカル、2015年10月号）

畔柳達雄（くろやなぎ・たつお）
兼子・岩松法律事務所　弁護士
専門：医事法、医療事故訴訟
主要著書・論文
　医療事故訴訟の研究（日本評論社、1987年）
　医療事故と司法判断（判例タイムズ社、2003年）
　医療と法の交錯―医療倫理・医療紛争の解決（商事法務、2012年）

加藤祐一（かとう・ゆういち）
元内閣府参事官（総合科学技術・イノベーション会議事務局　人・くらし担当）

磯部　哲（いそべ・てつ）
慶應義塾大学大学院法務研究科教授
専門：行政法、医事法
主要著書・論文

『条解行政不服審査法』小早川・高橋編（弘文堂、2016年）

『事例から行政法を考える』北村・深澤・飯島・磯部著（有斐閣、2016年）

「フランスにおける医学研究規制の動向」日仏法学30号（2019年）35-50頁

井上悠輔（いのうえ・ゆうすけ）

東京大学医科学研究所准教授

専門：生命倫理学、医療・研究倫理

主要著書・論文

『医学研究・臨床試験の倫理　日本の事例に学ぶ』（日本評論社、2018年）〔共編著〕

"Noncompliance with human subjects' protection requirements as a reason for retracting papers" Accountability in Research 23(2) 123-135, 2016.〔主著〕

「臨床研究の不正と医師の『誠実さ』」年報医事法学29号196-204頁（2014年）.

野崎亜紀子（のざき・あきこ）

京都薬科大学教授

専門：法哲学

主要著書・論文

「生命医学研究におけるプロフェッショナリズム・ガバナンス・法」日本法哲学会編『生命医学研究と法　法哲学年報2017』（有斐閣、2018年）

「規範的関係論・序説」『千葉大学法学論集』第29巻第1・2号（2014年）

「ケアの倫理と関係性―ケア関係を構築するもの」竹下・長谷川・酒匂・河見編『法の理論32　特集《ケアと法》』（成文堂、2013年）

手嶋　豊（てじま・ゆたか）

神戸大学大学院法学研究科教授

専門：民法、医事法

主要論文・著書

『救急医療』（丸善出版、2013年）〔有賀　誠と共編〕

『医事法判例百選・第二版』（有斐閣、2014年）〔甲斐克則と共編〕

『医事法入門・第五版』（有斐閣、2018年）〔単著〕

吉峯耕平（よしみね・こうへい）

田辺総合法律事務所パートナー弁護士

主要著書・論文

『病院・診療所経営の法律相談』（青林書院、2013年）〔共著〕

「応招義務と『正当な事由』の判断基準の類型的検討」（日本医師会雑誌145巻8号、2016）〔共著〕

「次世代医療基盤法の構造と解釈問題」（論究ジュリスト2018冬号（24号））

連載「実践！ヘルステック法務」（Business Law Journal 2017年12月号〜2019年2月号）〔編集代表〕

大寺正史（おおてら・まさふみ）

田辺総合法律事務所パートナー弁護士

主要著書・論文

『病院・診療所経営の法律相談』（青林書院、2013年）〔共著〕

「応招義務と『正当な事由』の判断基準の類型的検討」（日本医師会雑誌145巻8号、2016年）〔共著〕

「実践！ヘルステック法務　ヘルスケアビジネスと医学研究規制」（Business Law Journal 122号、2018年）〔単著〕

栗原　厚（くりはら・あつし）

第一三共株式会社　バイオ医薬研究所　主席

専門：医薬品研究開発（薬物代謝、薬物動態）

主要著書・論文

「臨床薬物代謝化学」（廣川書店、2003年）〔分担執筆〕

Kurihara, A., et al., Imaging brain tumors by targeting peptide radio-pharmaceuticals through the blood-brain barrier. Cancer Research 59 (24): 6159–6163, 1999.

Farid, N.A., et al., Metabolism and disposition of the thienopyridine anti-platelet drugs ticlopidine, clopidogrel, and prasugrel in humans. J. Clin. Pharmacol. 50(2): 126–142, 2010.

平山佳伸（ひらやま・よしのぶ）
日本QA研究会会長
専門：レギュラトリーサイエンス
主要著書・論文
　『薬学倫理・医薬品開発・臨床研究・医療統計学』（中山書店、2017年）〔ゲスト編集及び執筆〕

峯岸直子（みねぎし・なおこ）
東北大学　東北メディカル・メガバンク機構　バイオバンク部門　部門長、バイオバンク生命科学分野教授　医学系研究科兼任
専門：バイオバンクの管理、分子生物学、血液学、小児科学
主要著書・論文
　「造血を制御する転写因子−分子と個体の間（総説）」（生化学、2002年）〔単著〕
　「エリスロポエチン産生細胞（日本血液学会学術集会　教育口演要旨）」（臨床血液、2010年）〔山本雅之と共著〕
　「疾患データベースとバイオバンクの現状と動向」（実験医学増刊「ヒト疾患のデータベースとバイオバンク」、羊土社、2017年）〔単著〕
　Minegishi N. et al. Biobank establishment and sample management in the Tohoku Medical Megabank Project. Tohoku J Exp Med 248: 45–55, 2019.〔筆頭、責任著者〕

深尾　立（ふかお・かたし）
HAB研究機構理事長　筑波大学名誉教授　千葉労災病院名誉院長
専門：移植外科
主要著書・論文

『大動物臓器移植実験マニュアル』（日本医学館、2003年）〔編集〕

「膵臓―日本移植学会における膵臓移植の歴史―」日本移植学会50周年記念誌　66-85（日本移植学会、2014年）

『バイオバンクの展開』（上智大学出版、2016年）〔奥田純一郎と共編〕

檜杖昌則（ひづえ・まさのり）

ファイザーR&D合同会社非臨床開発研究部主幹研究員

専門：薬理学・毒性学

主要著書・論文

Hizue M et al., Involvement of N-methyl-D-aspartate-type glutamate receptor ε1 and ε4 subunits in tonic inflammatory pain and neuropathic pain. Neuroreport. 16(15): 1667–70, 2005.

Okumura T et al., Pharmacological separation between peripheral and central functions of cyclooxygenase-2 with CIAA, a novel cyclooxygenase-2 inhibitor. Eur J Pharmacol. 539(1–2): 125–30, 2006.

Imai A et al., Synergy between a NR2B receptor antagonist DHQ and 3-methyl-gabapentin in mice with neuropathic pain. Eur J Pharmacol. 588(2–3): 244–7, 2008.

吉松賢太郎（よしまつ・けんたろう）

公益社団法人日本薬学会常任理事、㈱凜研究所代表取締役

専門：医薬品の研究開発

主要著書・論文

「新規乳がん治療薬エリブリンの創製」ファルマシア、49: 534–538, 2013

Yoshimatsu, K., et al., Mechanism of action of E7010, an orally active sulfonamide antitumor agent: Inhibition of mitosis by binding to the colchicine site. Cancer Res. 57: 3208–3213, 1997.

Yamamoto, Y., et al., Lenvatinib, an angiogenesis inhibitor targeting VEGFR/FGFR, shows broad antitumor activity in human tumor xenograft models associated microvessel density and pericyte coverage.

Vascular Cell, 6: 18, 2014.

佐藤雄一郎（さとう・ゆういちろう）
東京学芸大学教育学部准教授
専門　医事法学
主要著書・論文
　『現代医療のスペクトル』（尚学社、2001年）
　『医と法の邂逅　第1集』（尚学社、2014年）
　「女性同性カップルへ精子を提供した男性のこどもに会う権利」（東京学
　芸大学紀要　人文社会科学系Ⅱ　Vol 65）
　「高齢者の意思能力および行為能力」（法律時報2013年6月号）

町野　朔（まちの・さく）
上智大学名誉教授
専門：刑法、医事法、環境法、生命倫理と法
主要著書・論文
　『生命倫理の希望』（上智大学出版、2013年）〔単著〕
　『生と死、そして法律学』（信山社、2014年）〔単著〕
　『ヒト細胞・組織の研究利用の倫理的・法的基礎』レギュラトリーサイエ
　ンス学会誌　6(1)：71-79, 2016.
　『個体死としての心臓死―NHBドナーについて―』米村滋人編『生命科
　学と法の近未来』（信山社、2018年）193-210頁

William（Bill）Leinweber
President & Chief Executive Officer, National Disease Research Inter-
change（NDRI）

寺岡　慧（てらおか・さとし）
東京女子医科大学名誉教授、国際医療福祉大学熱海病院名誉院長
専門：移植外科

主要著書・論文

　　『臓器移植とコーディネーション—基礎から応用まで』（日本医学館、2015
　　年）〔監修〕
　　『3D Medical Illustration Series【心筋梗塞】』（アトムス、2016年）〔監修〕
　　「移植医療に於ける倫理・ガイドライン」『組織移植TEXTBOOK』（日本
　　組織移植学会、2018年）23-31頁

奥田純一郎（おくだ・じゅんいちろう）
上智大学法学部法律学科教授、上智大学生命倫理研究所所員
専門：法哲学
主要著書・論文

　　「死における自己決定——自由論の再検討のために」国家学会雑誌　113
　　（9・10）　pp. 883-940、2000.
　　『医科学研究の自由と規制』（上智大学出版、2011年）〔分担執筆〕
　　「生命医学研究における倫理と法——民主制との関わりにおいて——」法
　　哲学年報2017　pp. 77-93、2018.

北澤京子（きたざわ・きょうこ）
京都薬科大学客員教授
専門：健康情報学
主要著書・論文

　　『患者のための医療情報収集ガイド』（ちくま新書、2009年）〔執筆〕
　　『病気の「数字」のウソを見抜く』（日経BP社、2011年）〔翻訳〕
　　『過剰診断：健康診断があなたを病気にする』（筑摩書房、2014年）〔翻訳〕
　　「薬物療法に関する新聞記事のメディアドクター評価」Jpn　J　Drug　In-
　　form. 21: 109-115, 2019.

更田義彦（ふけた・よしひこ）
弁護士（第二東京弁護士会）
主要著書・論文

「障害者の権利に関する条約とサリドマイド被害者」坂元茂樹ら編『普遍的国際社会への法の挑戦』（信山社、2013年）所収

『人権保障としての成年後見制度』（一橋出版、2002年）

共著『Q&A中間法人法解説』（三省堂、2003年）

「会社の計算規制と取締役の責任―日本長期信用銀行の事例から」上智法学論集57（1・2）：231-255, 2013.

森谷和馬（もりや・かずま）
千葉大学社会科学研究院専門法務研究科特任教授・弁護士(千葉県弁護士会)
主要著書・論文

「患者側代理人からみた鑑定」『専門訴訟講座④　医療訴訟』（民事法研究会、2010年）

『STOP　医事紛争』（メディカルクオール、2007年）

「医療事故の際の事実調査・確認」他『民事弁護と裁判実務⑥』（ぎょうせい、1996年）

鈴木利廣（すずき・としひろ）
弁護士（東京弁護士会）
主要著書・論文

「医療基本法の意義」（『医療基本法』エイデル研究所、2017年　所収）

「薬事法学の基本原理」「医薬品被害の救済」（『医薬品の安全性と法』エイデル研究所、2015年　所収）

岩波ブックレット『患者の権利とは何か』（岩波書店、1993年）

米村滋人（よねむら・しげと）
東京大学大学院法学政治学研究科教授
専門：民法、医事法
主要著書・論文

『医事法講義』（日本評論社、2016年）〔単著〕

『生命科学と法の近未来』（信山社、2018年）〔編著〕

『不法行為法の立法的課題』（別冊NBL）（商事法務、2015年）〔分担執筆〕

大西正夫（おおにし・まさお）

医事ジャーナリスト、元読売新聞記者

専門：医学・医療、生命倫理、医学教育

主要著書・論文

　『性なる医療』（牧野出版、2006年）［単著］

　『放射線医療　CT診断から緩和ケアまで』（中公新書、2009年）〔単著〕

　『ワクチン鎖国ニッポン―世界標準に向けて』（明治書院、2012年）〔単著〕

＊事務局

鈴木　聡（すずき・さとし）

HAB研究機構事務局長

専門：生化学

主要著書・論文

　Ito, T., et al., Mesobiliverdin IXα enhances rat pancreatic islet yield and function. Front Pharmacol., 23(4): 1-8, 2013.

　Suzuki, S., Human Tissue bank in Japan-Demand of intact human tissue and cells-. Organ Biology. 22(2): 45-50, 2015.

ライフサイエンスと法政策

製薬と日本社会
—創薬研究の倫理と法—

2020年3月10日　第1版第1刷発行

共　編：奥　田　純　一　郎
　　　　深　尾　　　立

発行者：佐　久　間　　　勤
発　行：Sophia University Press
　　　　上　智　大　学　出　版

　　〒102-8554　東京都千代田区紀尾井町7-1
　　URL：https://www.sophia.ac.jp/

制作・発売　㈱ぎょうせい
〒136-8575　東京都江東区新木場1-18-11
TEL　03-6892-6666　FAX　03-6892-6925
フリーコール　0120-953-431
〈検印省略〉　　　URL：https://gyosei.jp

印刷・製本　ぎょうせいデジタル㈱
ISBN978-4-324-10715-7
(5300294-00-000)
[略号：(上智) 製薬と日本社会]

Sophia University Press

　上智大学は、その基本理念の一つとして、
「本学は、その特色を生かして、キリスト教とその文化を研究する機会を提供する。これと同時に、思想の多様性を認め、各種の思想の学問的研究を奨励する」と謳っている。

　大学は、この学問的成果を学術書として発表する「独自の場」を保有することが望まれる。どのような学問的成果を世に発信しうるかは、その大学の学問的水準・評価と深く関わりを持つ。

　上智大学は、⑴　高度な水準にある学術書、⑵　キリスト教ヒューマニズムに関連する優れた作品、⑶　啓蒙的問題提起の書、⑷　学問研究への導入となる特色ある教科書等、個人の研究のみならず、共同の研究成果を刊行することによって、文化の創造に寄与し、大学の発展とその歴史に貢献する。

Sophia University Press

One of the fundamental ideals of Sophia University is "to embody the university's special characteristics by offering opportunities to study Christianity and Christian culture. At the same time, recognizing the diversity of thought, the university encourages academic research on a wide variety of world views."

The Sophia University Press was established to provide an independent base for the publication of scholarly research. The publications of our press are a guide to the level of research at Sophia, and one of the factors in the public evaluation of our activities.

Sophia University Press publishes books that (1) meet high academic standards; (2) are related to our university's founding spirit of Christian humanism; (3) are on important issues of interest to a broad general public; and (4) textbooks and introductions to the various academic disciplines. We publish works by individual scholars as well as the results of collaborative research projects that contribute to general cultural development and the advancement of the university.

Ethics and Law in New Drug Development in Japan:
Focusing on Human Biospecimens
©Eds. Junichiro Okuda and Katashi Fukao, 2020
published by
Sophia University Press

production & sales agency : GYOSEI Corporation, Tokyo
ISBN978-4-324-10715-7
order : https://gyosei.jp